199 ASTUCES
sur le
CITRON
LE PRODUIT MIRACLE À TOUT FAIRE

199 ASTUCES sur le CITRON

LE PRODUIT MIRACLE À TOUT FAIRE

EDITIONS ESI

Le citron : un précieux ingrédient économique

Il est jaune ou vert, petit, de forme ronde avec une écorce épaisse et grumeleuse. Si vous le pressez, un jus acide s'en extrait. Coupez-le en deux et une pulpe pâle apparaît. Diluez-le avec un peu d'eau froide, vous obtiendrez un breuvage rafraîchissant. Qu'est-ce donc ? Le citron. Son nom évoque aussi bien le soleil méditerranéen que l'acidité qui pique le palais. Il serait dommage de s'arrêter à ce goût amer puisque cet ingrédient cache bien son jeu et possède de nombreuses vertus ! Antiseptique, drainant, nettoyant, désodorisant, apaisant, stimulant, reminéralisant, détartrant, désinfectant, tonifiant… et bien d'autres encore. Il a tous les atouts pour séduire, même les plus sceptiques ! Multifonction, il s'emploie aussi bien pour briquer votre demeure que pour cuisiner, fabriquer des cosmétiques ou confectionner des remèdes naturels. Comment ? Simplement en récupérant son jus pur ou en l'associant avec les bons ingrédients. Pour connaître les mélanges magiques de ce précieux produit miracle, Grand-mère a réuni ses recettes et vous livre tous ses secrets ! Pas moins de 250 astuces sont présentes dans cet ouvrage, toutes plus citronnées les unes que les autres.

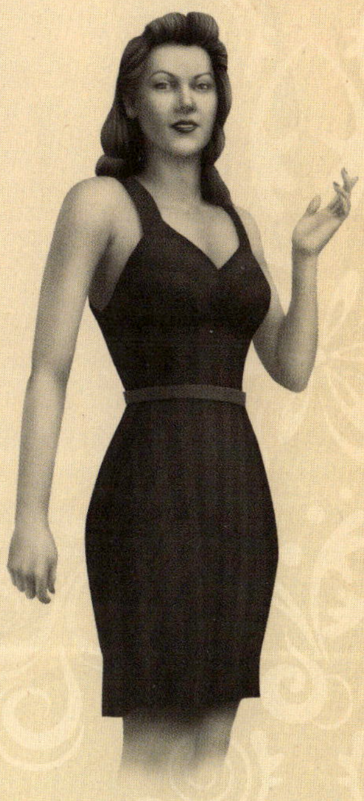

Attention, avant de suivre une astuce, lisez l'avertissement p.78

À quoi ça sert, le citron ?

Le citron est un fruit magique et ingénieux. Ses vertus sont multiples et variées : antiseptique, dégraissant, désincrustant, digestif… et bien d'autres encore. Son secret ? Sa composition : tout est bon dans cet agrume. De l'écorce à la pulpe en passant par son jus, ses divers composants sont une source nutritionnelle exceptionnelle.

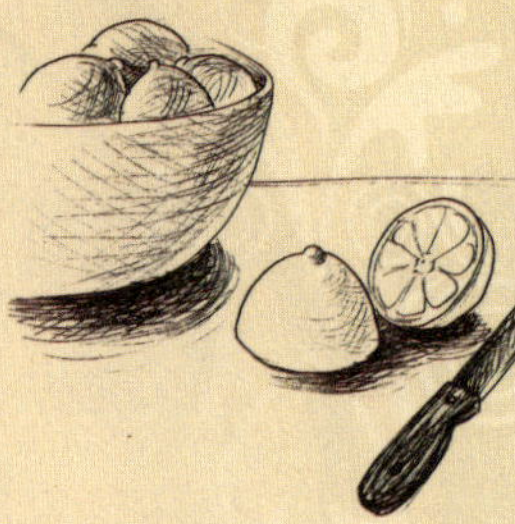

Désinfectant, nettoyant, purifiant, détoxifiant, détartrant, drainant, apaisant, stimulant… et bien d'autres encore : la liste des propriétés du citron est longue et n'a pas fini de vous surprendre. Pourtant, la première qui vient à l'esprit de la plupart des personnes est son acidité. Il suffit de poser une goutte de son jus sur votre langue pour s'en convaincre, n'est-ce pas ? À peine a-t-elle touché votre palais que la bouche se contracte sous l'effet de sa saveur. Si le citron peut être amer au goût, il n'est en aucun cas aigre pour l'organisme. Au contraire, il combat l'acidité et soulage de nombreux maux d'estomac. Alors d'où vient cette sensation d'agression ? Simplement d'un processus chimique : les acides organiques se transforment, au contact des sucs gastriques, en substances alcalines. Ces dernières neutralisent l'acidité non seulement de l'agrume mais aussi des autres aliments. Consommer régulièrement du citron permet de réguler le taux d'acidité souvent en déséquilibre dans l'organisme à cause d'une alimentation trop riche en lipides et en glucides. Les principaux fautifs sont la viande, les graisses et les produits industriels trop sucrés (bonbons, chocolat, glaces…). Le stress peut lui aussi être la cause d'aigreurs.

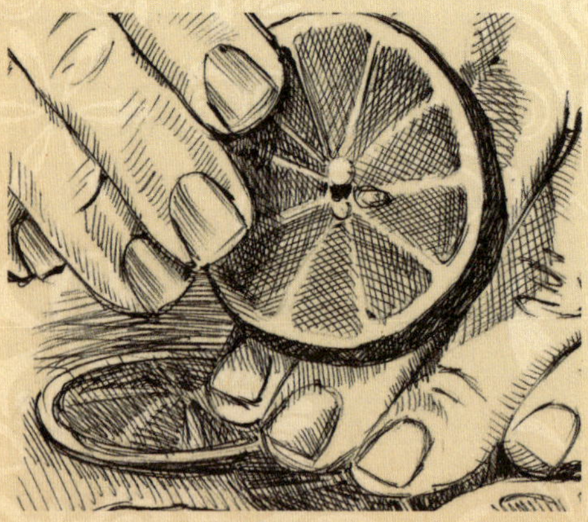

Mesurer l'acidité

L'acidité se mesure avec un indice unique : le pH. Ce sigle indique la quantité d'hydrogène potentielle que comporte une solution. Les substances acides dégagent de l'hydrogène en grande quantité au contact de l'eau (pH élevé) au contraire des substances alcalines qui en dégagent peu (pH faible). Pour savoir si une solution est acide ou non, on se réfère donc au pH. En dessous de 7, vous avez une substance acide, au-dessus le pH est considéré

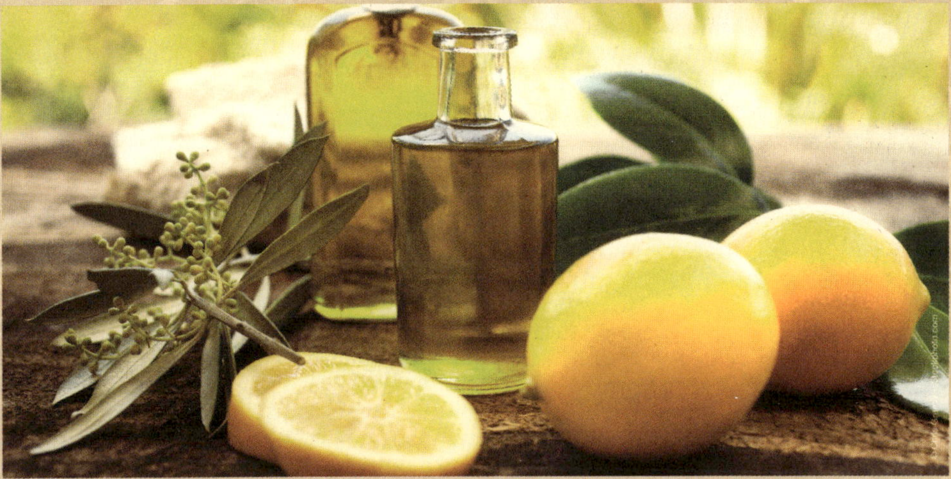

N'hésitez pas à consommer du citron sans modération.

comme alcalin. Et s'il est de 7, il est neutre. Dans l'organisme, le pH devrait toujours être à 7,5. Pour conserver ce taux, le citron est l'ingrédient miracle à consommer régulièrement.

Les vertus les plus courantes

Le citron est avant tout un antiseptique efficace. La raison ? La présence d'acides organiques dans sa composition (environ 5 g pour 100 g de citron). Ces substances permettent d'anéantir les microbes et les champignons. Récupérez simplement le jus d'un citron et vous avez un précieux désinfectant entre les mains. Il s'avère ainsi très utile lors de petites blessures, d'infections buccales ou gingivales légères. Autre avantage : c'est un stimulant naturel. La grande quantité de vitamine C qu'il contient tonifie l'organisme comme nul autre puisqu'elle est associée à des flavonoïdes lors de la digestion. Vous retrouverez davantage de tonus en absorbant de l'eau citronnée qu'en avalant de la vitamine C sous forme de comprimé. En prime vous lutterez efficacement contre le vieillissement. Le citron est aussi un antioxydant miraculeux grâce à l'apport en minéraux qui ralentissent l'activité cellulaire. De quoi vivre plus longtemps tout en restant en bonne santé !

Un citron et ça repart

Rien ne vaut le citron pour garder la forme toute l'année. Un peu d'eau citronnée et votre système immunitaire est renforcé. La vitamine C de ce fruit permet cette fois d'augmenter la fabrication d'anticorps. L'organisme est donc plus réactif en cas d'infections virales. N'hésitez pas à faire des cures de citron, surtout en hiver. Vous éviterez de souffrir pendant quinze jours d'un rhume ou de maux de gorge.

Si vous avez des problèmes de digestion, le citron est LE remède qu'il vous faut. Il aide à digérer et ce dès la première bouchée. Tout d'abord, il augmente la production de salive qui permet la transformation des aliments en nutriments. Dans l'estomac, il stimule la production des sucs gastriques. Une fois dans l'intestin, il favorise le bon fonctionnement du transit grâce à ses fibres. De quoi digérer naturellement sans aigreurs mais aussi sans ballonnement. Le citron a un effet carminatif qui vous aidera à évacuer vos gaz sans maux de ventre ! Côté ossature, cet agrume prévient non seu-

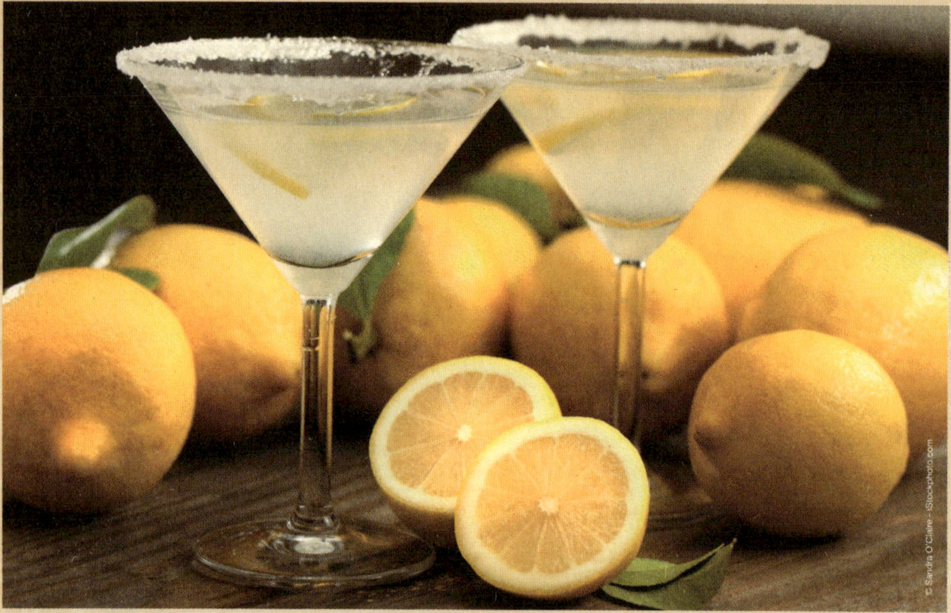

Boire du jus de citron soulagera vos maux d'estomac.

lement les douleurs articulaires mais a également une action reminéralisante sur les os. Il contient à la fois du calcium, du magnésium et du phosphore, ce qui fortifie l'ossature et la rend petit à petit plus résistante.

Enfin, le citron est le diurétique le plus employé au monde. Sa teneur en potassium permet l'élimination des déchets en augmentant la production d'urine tout en facilitant leur évacuation. Les cures citronnées sont d'ailleurs l'un des remèdes les plus anciens pour détoxifier l'organisme.

Le citron, un atout beauté

Ne vous fiez pas aux apparences, le citron a aussi des propriétés plus qu'intéressantes si vous souhaitez prendre soin de vous naturellement. Il est un allié de taille pour garder la ligne et chasser les kilos en trop. Comment ? Uniquement grâce à ses vertus drainantes, il éliminera sans mal vos poignées d'amour. Pour cela, citronnez vos plats sans modération, buvez de l'eau citronnée et, pour les plus motivés, faites de temps en temps la cure du citron. Cela consiste à boire des bouillons de légumes ainsi que de l'eau avec du sirop d'érable, du piment de Cayenne et du jus de citron durant plusieurs jours. Cette cure ne doit en aucun cas être suivie sans l'avis de votre médecin.

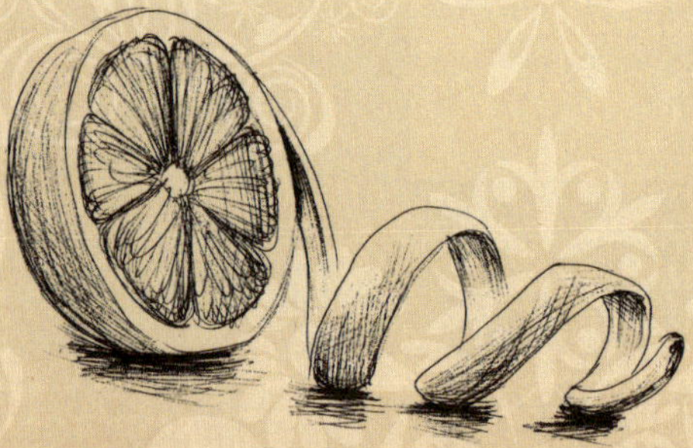

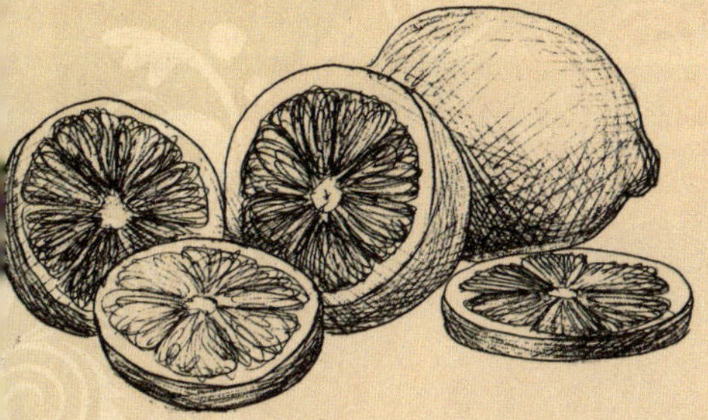

De la même manière qu'il régule le pH de l'organisme, ce petit fruit jaune chasse les problèmes d'hyperacidité de l'épiderme. Nettoyer quotidiennement la peau avec du jus de citron promet de l'adoucir mais aussi d'éradiquer tous les boutons.

Autre bienfait : le citron est un astringent et un raffermissant 100 % bio. Confectionner des crèmes et des huiles à base de cet agrume permet de resserrer les fibres corporelles et donc d'améliorer l'aspect de la peau où la cellulite et les vergetures sévissent.

Autre avantage : vous pouvez nourrir votre peau rien qu'avec la pulpe du citron. Étalez-en sur votre visage ou votre corps et vous lui apporterez les nutriments essentiels dont elle a besoin. En prime, vous favoriserez la circulation sanguine : vous aurez non seulement une peau de velours mais aussi des jambes de déesse !

Un nettoyant magique

Encore une fois le citron n'aura de cesse de vous étonner tant il est efficace pour nettoyer votre demeure. Ce puissant dégraissant et anticalcaire fera briller tous vos objets : argenterie, casserole, robinetterie, bouilloire, cafetière, réfrigérateur… Vos ustensiles usuels retrouveront leur éclat presque sans effort. Un peu de jus de citron et le tour est joué ! Vous pouvez

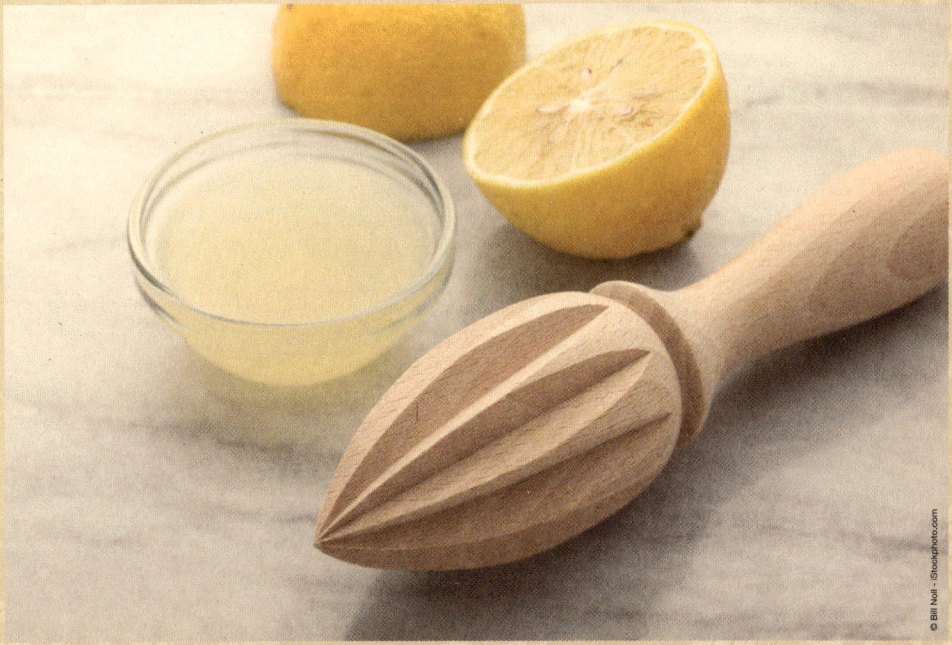

© Bill Noll - iStockphoto.com

Le citron est un ingrédient magique pour sublimer vos mets.

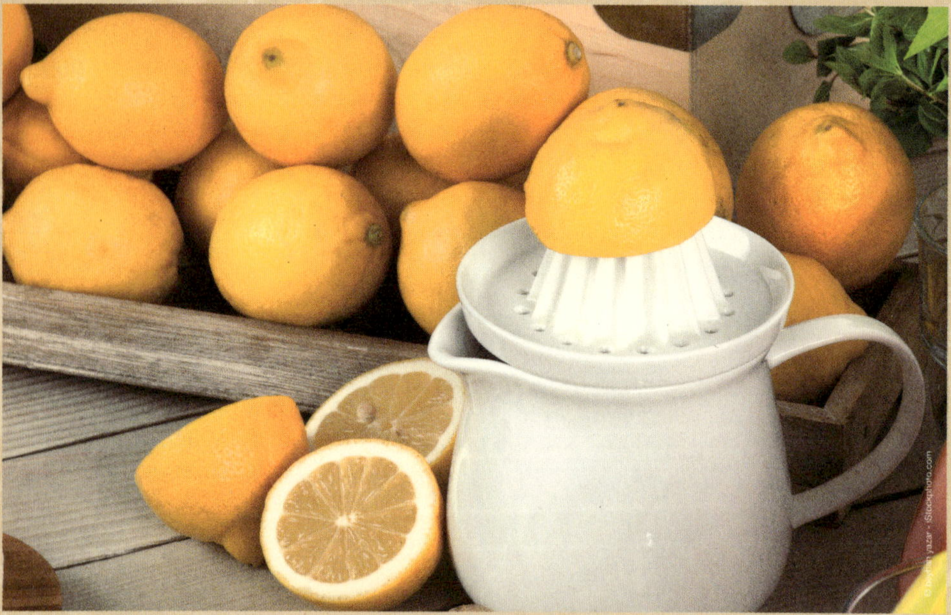

En période de régime, le citron vous aidera à chasser vos kilos en trop.

citronner à tout va sans craindre de les abîmer : l'acidité du citron est non agressive. De plus il vous évitera d'employer des produits toxiques souvent onéreux.

Il saura aussi vous séduire puisqu'en plus de ses vertus nettoyantes, il est un puissant désodorisant. Quelques gouttes de son huile essentielle ou de son jus dilués dans de l'eau permettent d'éradiquer les odeurs nauséabondes de l'atmosphère. Sentez : vos pièces sentent bon le citron. De quoi rendre les tâches ménagères beaucoup plus agréables !

Et pour votre linge ? Le citron est un blanchissant écologique intéressant pour confectionner des lessives. Il aidera vos vêtements blancs à retrouver un éclat immaculé. N'étant pas un décolorant, vous pouvez laver tous vos tissus sans crainte d'une mauvaise surprise. En cas de tache, n'oubliez pas de presser un peu de jus de citron dessus avant de passer en machine votre linge. Vous éliminerez plus facilement les salissures les plus incrustées. Quant aux indésirables, comme les mouches, les moustiques, les fourmis, les puces ou encore les mites, ils ne resteront guère longtemps chez vous grâce au citron. Aspergez-les de son jus ou déposez des écorces dans vos placards et vous ne serez plus jamais ennuyé par ces vilaines bêtes.

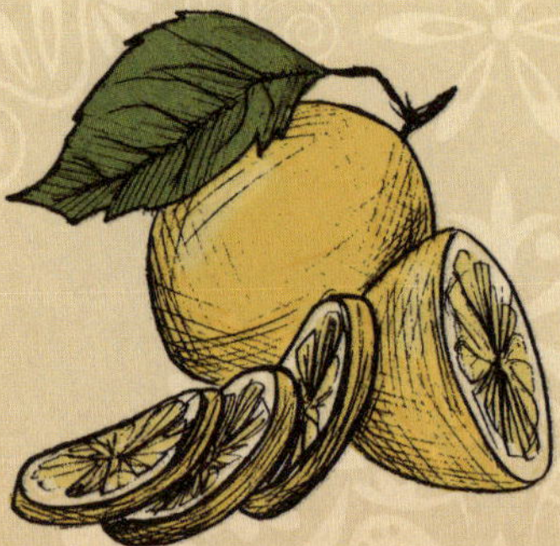

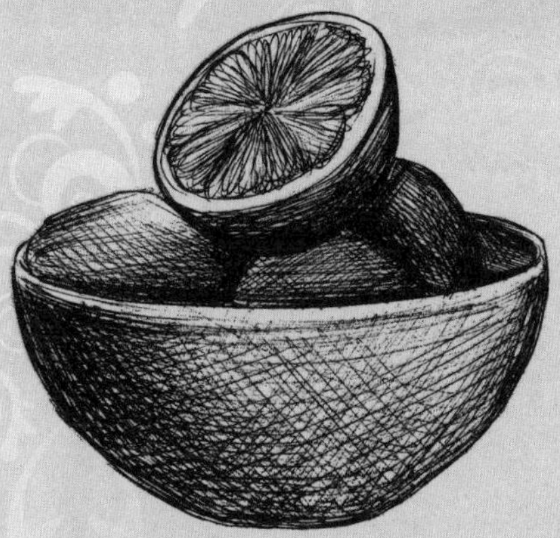

Un ingrédient phare pour cuisiner

Rarement croqué à cause de son acidité, le citron est bel et bien un fruit. S'il n'est jamais consommé comme dessert, il est un précieux produit qui relèvera la majorité de vos mets, qu'ils soient salés ou sucrés. Un de vos plats est trop fade ? Citronnez-le et goûtez-le à nouveau : l'acidité aura donné du piquant à votre préparation. Mélangez-le à vos assaisonnements et vous aurez une saveur fraîche en bouche. N'hésitez pas à en presser sur vos poissons, vos viandes ou vos légumes. Le jus de citron changera totalement leur goût. En prime, c'est un allié minceur de taille. Ajoutez donc de son jus à votre plat : il mettra le feu aux poudres à votre métabolisme. Résultat : vous brûlerez davantage de calories à chaque moment de la journée, que vous soyez au repos ou pendant une séance sportive.

Le citron en huile essentielle

L'huile essentielle de citron est tirée directement de l'écorce de l'agrume par simple pression. Elle concentre toutes les vertus du citron et s'utilise aussi bien en cuisine qu'en cosmétique ou en thérapeutique. Cependant son usage doit se faire avec beaucoup de précautions. Il faut avant tout respecter les doses indiquées : elles se quantifient en quelques gouttes. De plus, il ne faut en aucun cas s'exposer au soleil après avoir fait un soin à base d'huile essentielle de citron car elle est photosensibilisante. Vous risqueriez de voir apparaître des taches brunâtres sur votre épiderme qui seraient impossibles à enlever. Pour les femmes enceintes et les enfants, n'utilisez pas d'huile essentielle de citron sans l'accord de votre pharmacien.

Bon à savoir

Le citron ne présente pas de contre-indications et peut être consommé par tous sans restriction. Cependant il faut éviter d'en donner en trop grosses quantités aux jeunes enfants. Leur estomac étant plus fragile, l'acidité organique que contient le citron a du mal à devenir une substance alcaline au contact des sucs gastriques. Ainsi leur métabolisme peut avoir du mal à le supporter et à le transformer en acide citrique.

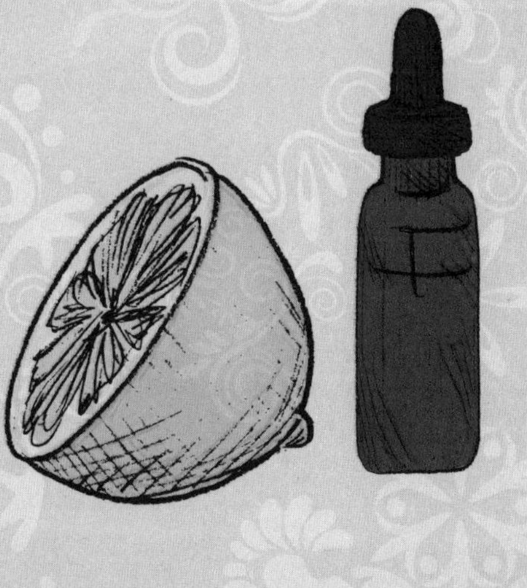

Le citron, incontournable

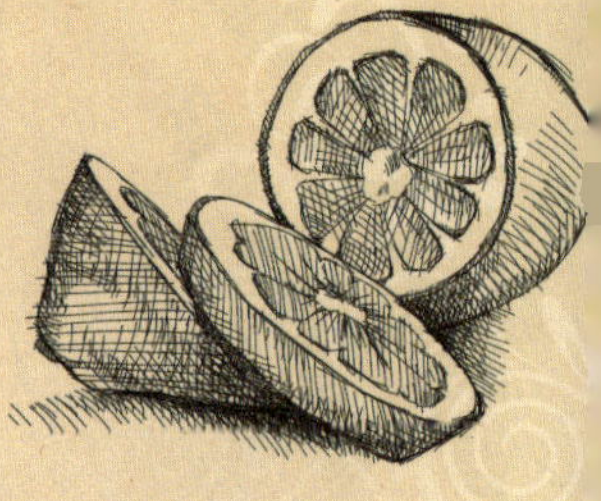

Ses origines restent quelque peu floues mais cela n'entache en rien la réputation qu'il s'est faite aujourd'hui. La nature l'a doté de nombreuses qualités, il serait dommage de passer à côté ! Apprenez à cultiver ce petit agrume rond et jaune, à le choisir ainsi qu'à le conserver.

Le citron est le fruit du citronnier, arbre de la famille des rutacées. Les citronniers sont principalement cultivés en Espagne, en Italie, aux États-Unis et en Argentine. Ils peuvent atteindre une hauteur de 3 mètres. Des fleurs blanches et odorantes recouvrent l'arbre presque toute l'année. Celles-ci se pollinisent par le biais des insectes et du vent. Ces arbres produisent leurs fleurs en même temps que leurs fruits. Agrumes d'un jaune vif, oscillant entre le rond et l'ovale, les citrons sont réputés pour leur acidité et leur fraîcheur. Mais sous (et dans) leur écorce se cachent bien des vertus dont vous ne soupçonnez pas l'existence ! Composé à 90 % d'eau, le citron est une grosse source de vitamine, d'oligo-éléments et de minéraux. Il est très peu calorique : seulement 29 kcal pour 100 g de fruit. Il est le plus riche des agrumes en vitamine C, avec 52 mg pour 100 g de fruit. Les besoins de l'organisme s'élevant à 100 mg par jour, boire le jus de 4 citrons pressés remplit cet apport journalier requis. En croquant dans un citron, ou en buvant son jus, pour les moins courageux, vous ferez également le plein (mais en quantités plus infimes) en cuivre, fer, potassium, magnésium, calcium et en vitamine A, E, B1, B2, B3, B5, B6, B9 et B12. Le citron se compose de chair (ou pulpe) juteuse, par laquelle on récolte son jus, d'une écorce (le zeste) et de ziste, la fine pellicule blanche et amère entre l'écorce et la chair. C'est à partir de l'écorce qu'on extrait l'huile essentielle de citron.

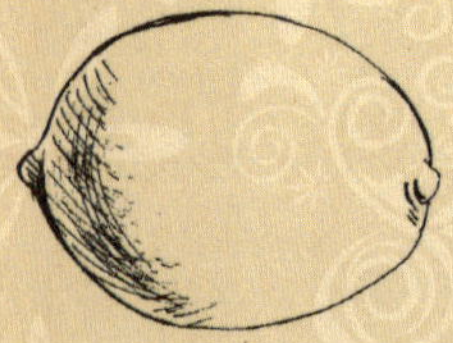

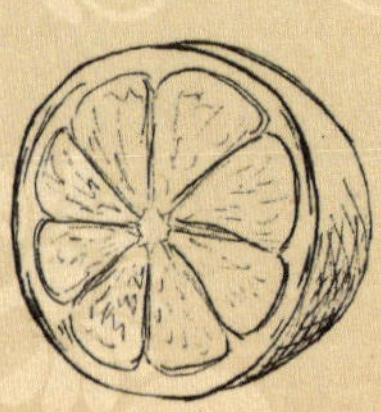

Un peu d'histoire

D'où nous vient le citron ? Son origine reste méconnue : il serait issu d'un croisement entre le pamplemousse, la lime et le cédrat. Vieux de 3000 ans, on le localise en premier lieu en Chine et en Inde. Il y demeure à l'état sauvage. Les Chinois, Indiens et les civilisations

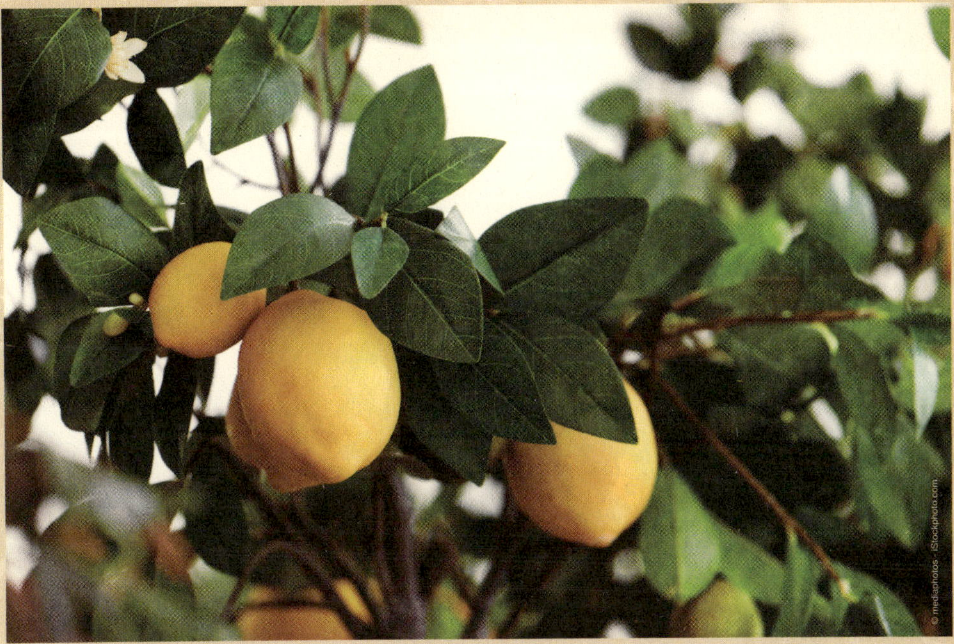

Si vous souhaitez avoir de beaux citrons, attendez le printemps pour planter votre citronnier.

de Mésopotamie l'utilisaient pour ses propriétés antiseptiques, en tant qu'antidote ou astringent. Il était également considéré comme un fruit sacré, éloignant le démon de leurs demeures. Les Égyptiens le déposaient dans les cercueils et s'en servaient pour embaumer les momies ; les Hébreux utilisaient le citron lors de pratiques religieuses et de cérémonies. Les Grecs lui découvrirent ensuite d'autres particularités. D'abord utilisé comme objet d'ornement, il servit aussi à parfumer le linge et éloigner les mites, puis, à l'extérieur, à défendre les plantes de divers parasites. Tout comme les Romains, ils en firent également un usage thérapeutique. Au xe siècle, les Arabes développèrent sa culture dans tout le bassin méditerranéen, en commençant par la Sicile. Ils l'employèrent pour ses vertus médicinales. En Europe, on assista à l'une des premières grosses cultures de citronniers, au milieu du xve siècle, précisément à Gênes, en Italie. Il fut aussi abondamment cultivé en Espagne pendant le Moyen Âge. Il fut ensuite implanté en Floride par des missionnaires portugais et espagnols, peu après la découverte des terres d'Amérique de Christophe Colomb. C'est par ce même moyen que le fruit fut introduit dans le nord de l'Europe. Les navires des pays du nord venaient s'approvisionner via la Méditerranée. À l'époque, le citron valait son pesant d'or ! Il était considéré comme un fruit de luxe. On découvrit également que le jus de citron préservait et soulageait le scorbut, maladie résultant d'une forte carence en vitamine C. Les marins en emmenaient donc à foison lors de leurs voyages en mer, leur nourriture se limitant à des aliments en conserve pauvres en vitamines. À partir du xviiie siècle, on commença à se servir du citron en cuisine : il assaisonnait les plats et parfumait les boissons.

Aujourd'hui, le citron est l'emblème de la ville de Menton. Selon la légende, Ève déroba un citron avant d'être chassée du paradis. Accompagnée

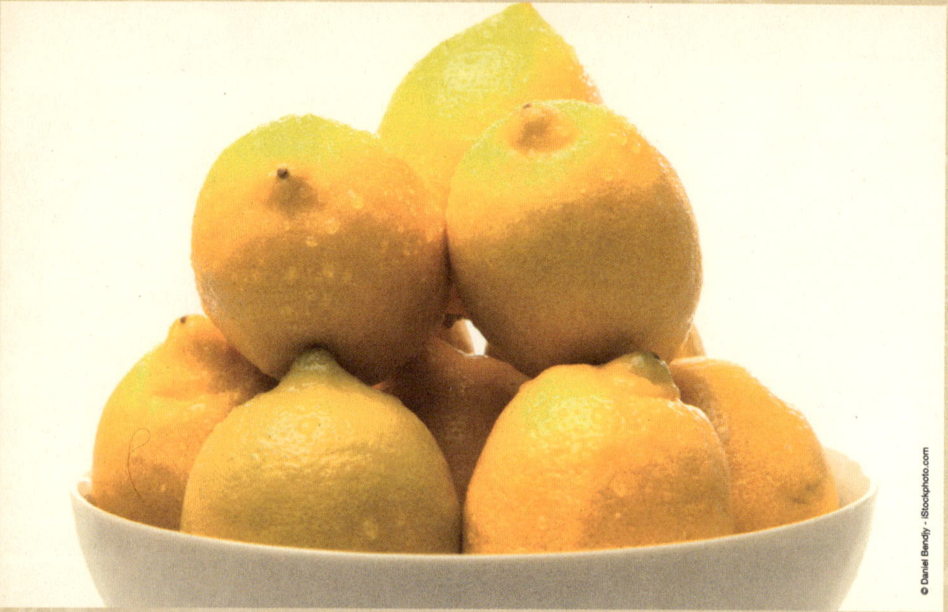

Conservez vos citrons à température ambiante.

d'Adam, ils parcoururent les terres, cherchant un endroit ressemblant à leur paradis perdu. Ils trouvèrent enfin ce lieu espéré en la baie de Menton. Ève y planta le citron, et c'est ainsi que naquit la ville de Menton. Outre la mythologie, la région bénéficie d'un climat favorable à la culture des citronniers. Les citrons restant 1 an sur l'arbre avant d'être cueillis, ils se gorgent de sucre. Les citrons de Menton sont donc réputés pour leur faible acidité. La ville organise une fête en l'honneur de l'agrume jaune depuis 1934. Un véritable carnaval s'installe dans la cité au mois de février, 20 jours durant, ameutant plus de 230 000 visiteurs. 300 professionnels se mobilisent pour aménager des jardins, construire des sculptures, décorer la ville d'agrumes. La préparation d'un tel événement nécessite en moyenne 145 tonnes d'agrumes ! La nuit, chars, danseurs et spectacles battent leur plein, sans oublier les feux d'artifice.

Comment le cultiver

Vous souhaitez vous lancer dans la culture de petits fruits jaunes ? Attendez le printemps pour effectuer vos semis. Pensez à préparer votre sol : optez pour un mélange de terreau et de sable. Le citronnier se plaît en terre ordinaire, drainante et non calcaire. Procurez-vous des

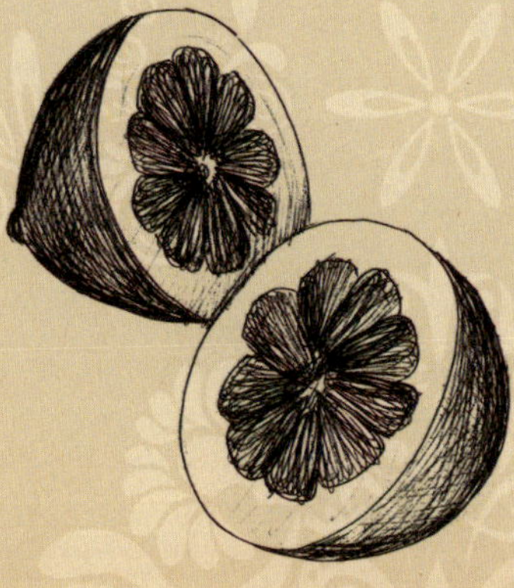

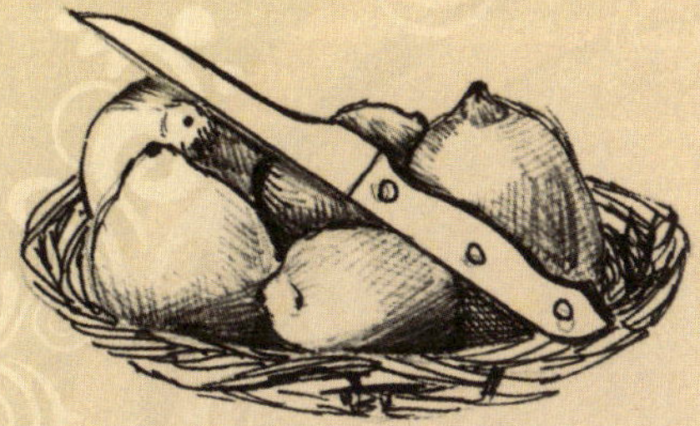

plants de citronnier et plantez-les en les séparant d'au moins 2 mètres, dans un trou peu profond. Choisissez un endroit ensoleillé. Arrosez-les abondamment avec une eau peu chlorée et non calcaire puis apportez-leur de l'engrais. Respectez bien cet ordre : en faisant l'inverse, les racines seraient grillées ! Contrôlez régulièrement le pH du sol : il doit être neutre (maintenu à 7). Arrosez vos citronniers tous les trois jours en été, dès que le sol est sec. Faites-le généreusement, mais sans avoir la main trop lourde pour éviter tout risque de pourrissement : l'eau stagnerait aux racines. En hiver, arrosez une fois par semaine en plus petite quantité. Apportez tous les mois de l'engrais à vos plants et pensez à ôter les mauvaises herbes. La culture des citronniers n'est possible que si le climat de votre lieu d'habitat est doux : l'hiver trop froid leur est fatal. Si vous habitez dans une région où des risques de gel sont fréquents, vous pouvez opter pour une culture en pot. Attention : ce n'est pas une plante d'intérieur ; dès que les beaux jours reviennent, faites-lui prendre l'air. Elle ne doit pas être conservée à l'intérieur audessus de 20 °C. Les fruits produits seront plus petits mais aussi délicieux !

Selon les saisons, l'entretien du citronnier diffère. Au printemps et en automne, il est conseillé de lui fournir un apport de fumier. Il assurera

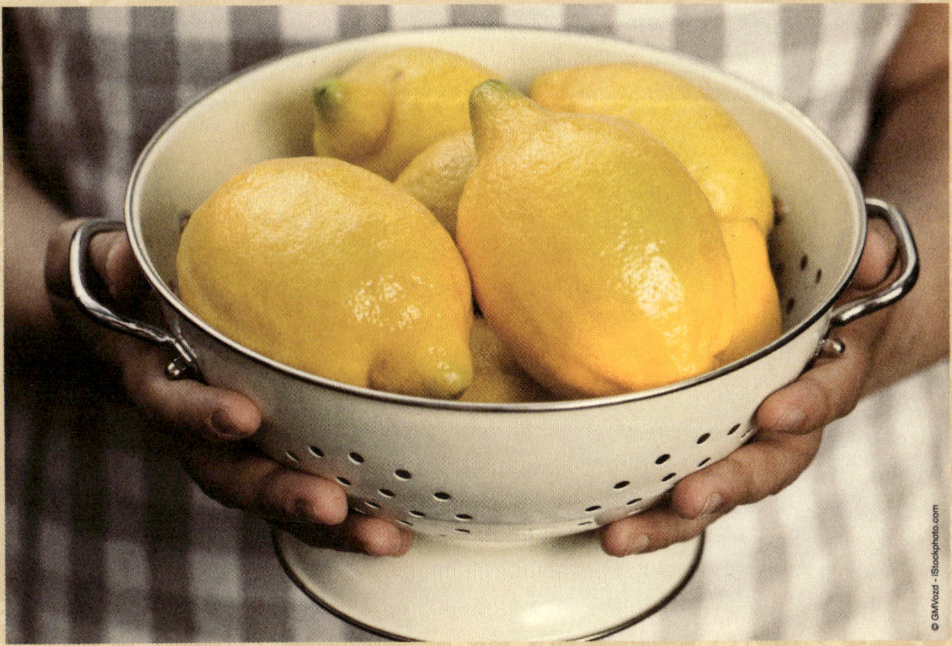

Sélectionnez avec attention vos citrons.

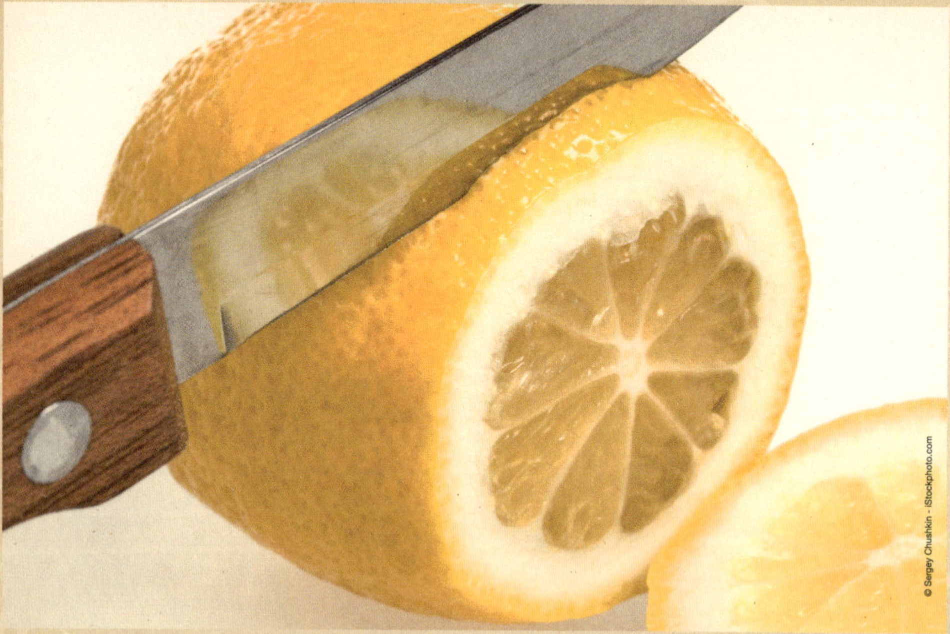

Le citron est une véritable source en vitamine C.

une bonne production de fruits. En hiver, installez un voile pour que l'arbre conserve sa chaleur. L'idéal est de le placer en serre ou en véranda. Dans le cas où vous auriez choisi de planter votre citronnier en pot, rentrez-le d'octobre à mai. En terre ou en pot, il faut maintenir une température de 12 °C. En été, plus particulièrement après fructification, c'est le moment de tailler l'arbre : supprimez les bois morts, nettoyez le centre de l'arbre pour l'aérer et lui redonner un peu de lumière, et préférez une taille en boule. La récolte du citron peut s'effectuer tout au long de l'année. Cueillez-les souples, même s'ils sont encore un peu verts. Si vous attendez trop avant de les collecter, ils risqueraient d'être trop secs et de ne pas fournir beaucoup de jus. Attention : le citronnier est sujet à diverses maladies et nuisibles. Inspectez le revers des feuilles et le bois régulièrement pour vérifier qu'ils ne comportent pas de lésions sombres, signe de champignons ou de virus. Taillez votre arbre pour supprimer les rameaux infectés. Si les fruits commencent à se couvrir de taches brunes et à se ramollir, votre arbre est sans doute atteint de moniliose. Il s'agit d'un champignon qui pourrit le fruit, favorisé par l'humidité. Pour ne pas contaminer toute la production, ôtez au plus vite les fruits atteints. En prévention, pulvérisez l'arbre de bouillie bordelaise en automne et

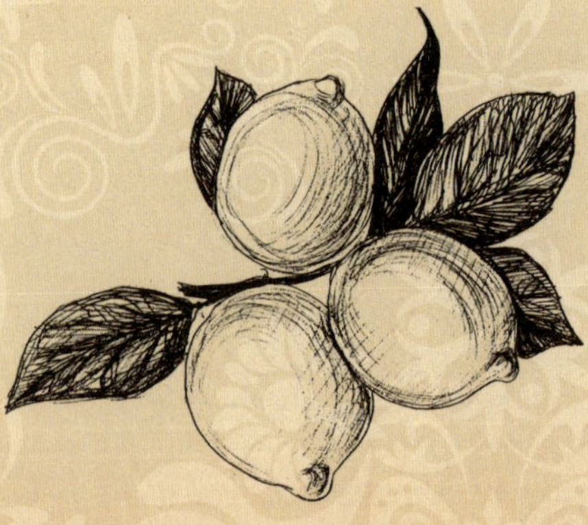

en hiver, à renouveler 2 à 3 fois toutes les deux semaines. Il se peut également que l'arbre souffre de chlorose ferrique lorsque le sol est trop calcaire. Nourrissez-le à l'aide d'un engrais dont la composition est riche en fer. Les nuisibles ne sont pas en reste ! Pucerons, limaces, escargots, aleurodes (ou mouches des fruits), tétranyques tisserands… Sortez les insecticides en suivant bien sûr les précautions d'emploi indiquées sur l'emballage. Quant aux chenilles et cochenilles, elles aspirent la sève de l'arbre, ce qui l'affaiblit fortement. L'arbre doit être traité avec de l'huile blanche pour les éliminer. Pensez à mettre des gants avant de manipuler ce type de produits.

Bien choisir son citron

Vous voilà dans le rayon fruits et légumes de votre supermarché. Un étal empli de petits agrumes jaunes… Oui, mais lequel choisir ? Sachez que les citrons ronds sont davantage juteux que les ovales. Il en est de même si la peau est fine et brillante, mais non grumeleuse. Préférez un fruit bien ferme et lourd lorsque vous le tenez dans la main.

Conservation

Maintenant qu'ils sont achetés, il faut savoir à quel endroit mettre vos citrons pour qu'ils se conservent au mieux. Dans votre corbeille à fruits, à température ambiante, ils tiendront une semaine. Dans le bac de votre réfrigérateur, deux semaines, et six si vous les placez en plus dans un sac plastique. En Afrique du Nord, les citrons sont conservés dans de grandes bassines d'eau froide : tentez l'expérience !

Et que faire des citrons entamés ? Enveloppez vos moitiés de citron dans du film plastique, mais jamais dans de l'aluminium. L'acidité du citron le rend neurotoxique. Toutefois gardez-les au réfrigérateur et consommez-les rapidement : une fois le fruit à l'air libre, la vitamine C s'évapore au plus vite. Quant aux écorces déshydratées, séchées à température ambiante, préservez-les en pot.

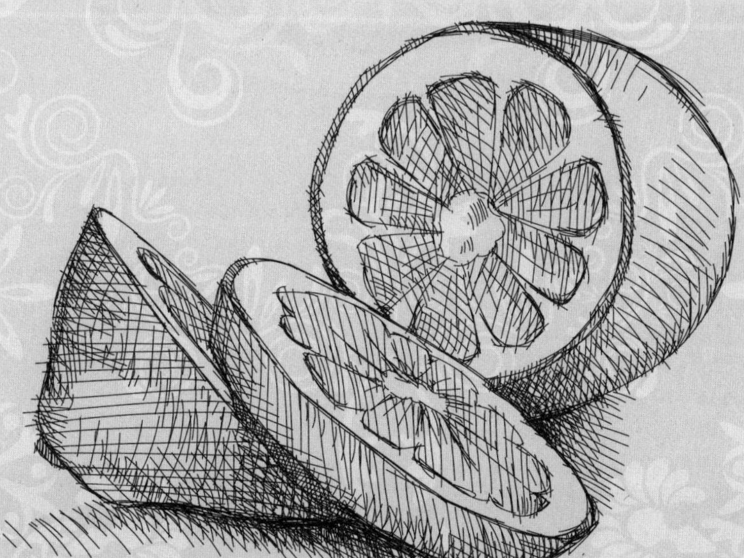

MAISON

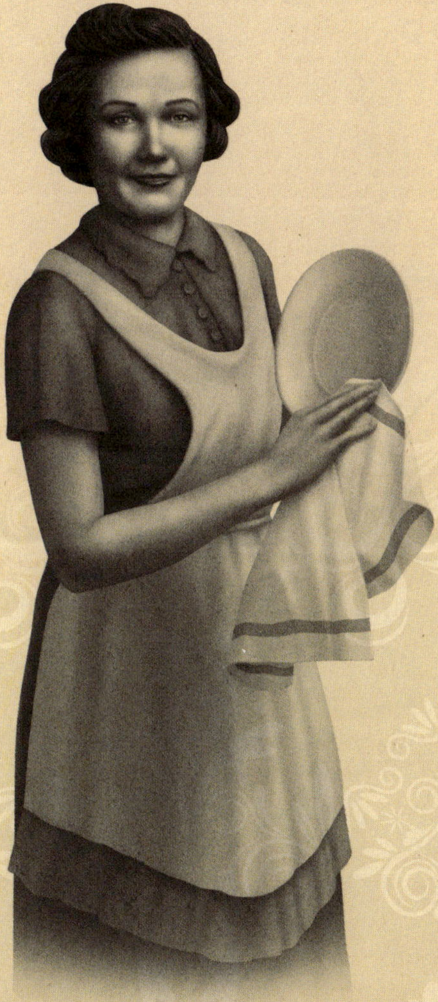

Une maison qui sent bon... le citron !

Vous n'allez bientôt plus pouvoir vous passer de lui : le citron. Grâce à ses propriétés désinfectantes, nettoyer surfaces et appareils ménagers avec son précieux jus sera un jeu d'enfant. D'une pierre deux coups, il prévient l'apparition de moisissures et autres germes.

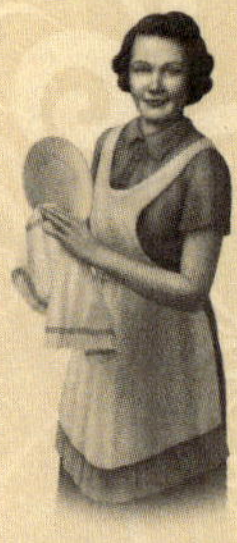

Taches de gras

Le citron, avec ses pouvoirs dégraissants, viendra à bout de toutes les taches de gras sur votre sol et sur diverses surfaces. Vous avez renversé de l'huile par terre ? Après avoir épongé le surplus, nettoyez la marque avec une éponge imbibée de jus de citron pur. Rincez et séchez avec un torchon propre.

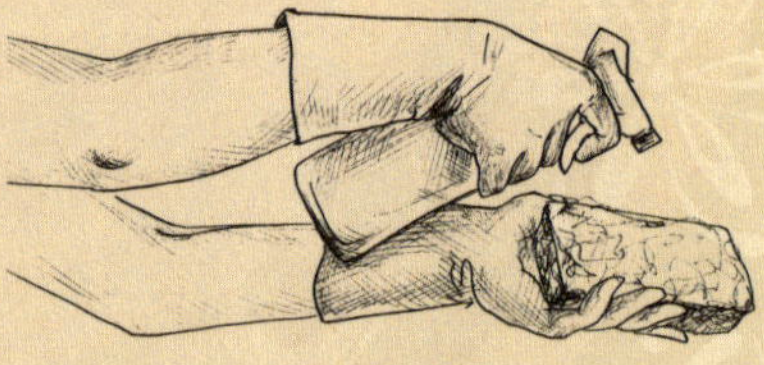

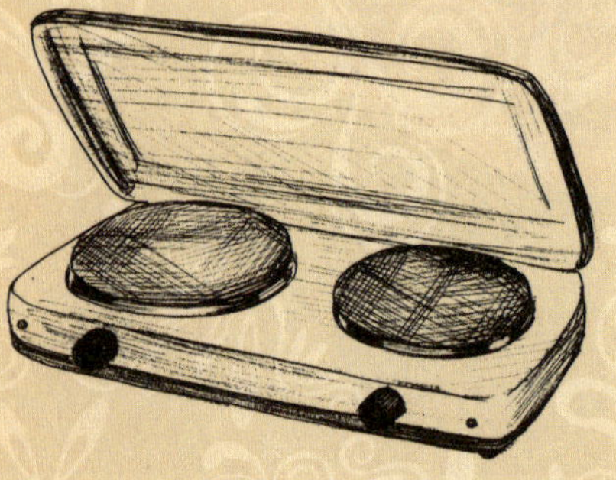

Nettoyer les plaques électriques

Les plaques électriques se salissent inévitablement avec les projections d'huile se dégageant de la poêle lorsque vous cuisinez. Le citron vous aidera à leur redonner leur éclat d'antan. Versez du jus de citron sur votre éponge et nettoyez vos plaques. Rincez et séchez avec un chiffon non pelucheux.

Nettoyer un rideau de douche

Les moisissures se développent facilement sur un rideau de douche. Vous devez le nettoyer régulièrement. Pour ce faire, mélangez 1 cuillère à soupe de sel avec 2 de jus de citron. Frottez les taches avec une éponge imprégnée de cette mixture. Laissez sécher le rideau, puis procédez à un lavage normal.

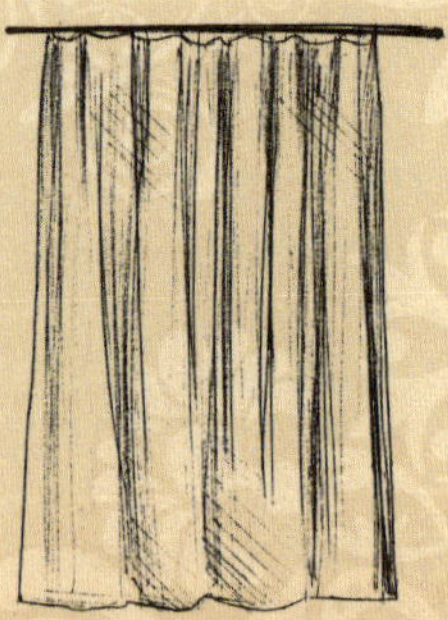

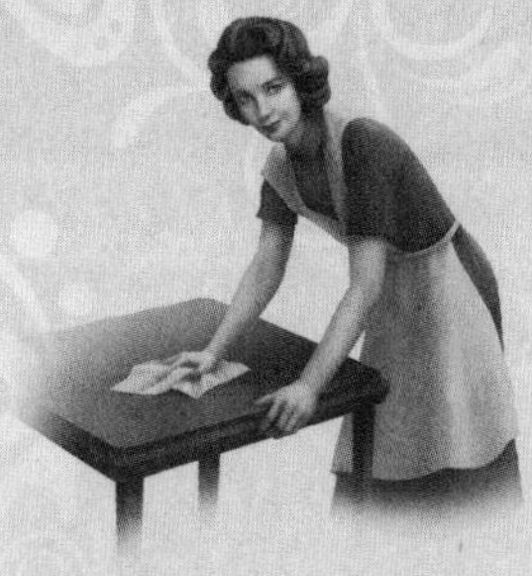

Désodorisant pour le lave-vaisselle

Il arrive que des odeurs nauséabondes se dégagent de votre lave-vaisselle. Elles sont dues au mélange de saleté et d'humidité. Mamie savait comment y remédier. Rien de compliqué : il suffit de placer dans votre lave-vaisselle des épluchures de citron lorsqu'il ne fonctionne pas. Ainsi, il sentira bon le fruit !

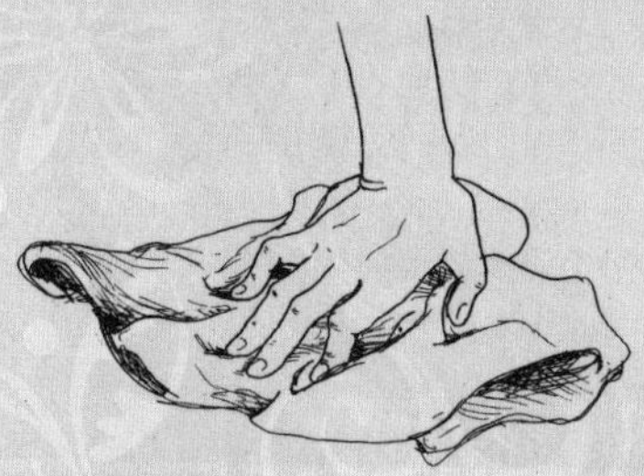

Ustensiles malodorants

Ce soir, c'était poisson à l'ail au dîner. Vos ustensiles et couverts s'en souviennent encore. Si la forte odeur de certains aliments s'imprègne sur votre vaisselle, utilisez du citron pour les nettoyer. À la place de l'éponge, employez un demi-citron et frottez-les avec.

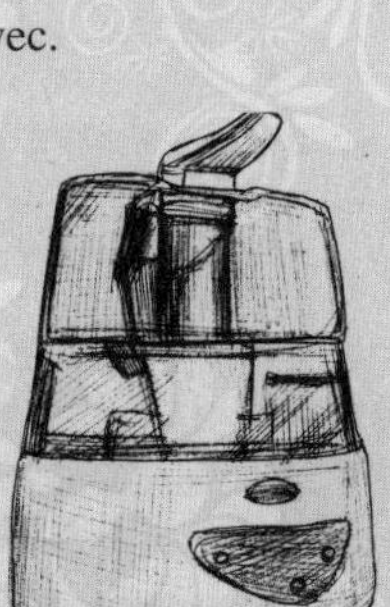

Fabriquer de la cire

N'achetez plus de cire pour traiter vos meubles : confectionnez-la vous-même ! Mélangez bien 12 cl de jus de citron et 25 cl d'huile d'olive. Appliquez-en un peu sur un chiffon et cirez vos meubles. Laissez sécher. Conservez dans un pot avec un couvercle. La cire se conserve trois semaines au réfrigérateur.

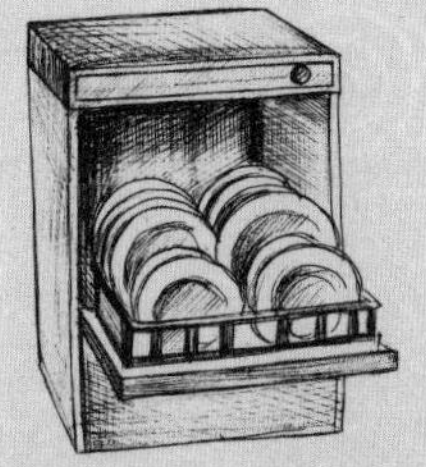

Un plan de travail propre

Aujourd'hui, vous avez sorti votre tablier : pour l'anniversaire de votre filleul, vous êtes chargé de confectionner toutes les pâtisseries ! Vous voilà avec un plan de travail tellement sale que vous n'en distinguez même plus la couleur d'origine. Désodorisez-le, désinfectez-le et nettoyez-le en même temps. Comment ? Avec du jus de citron !

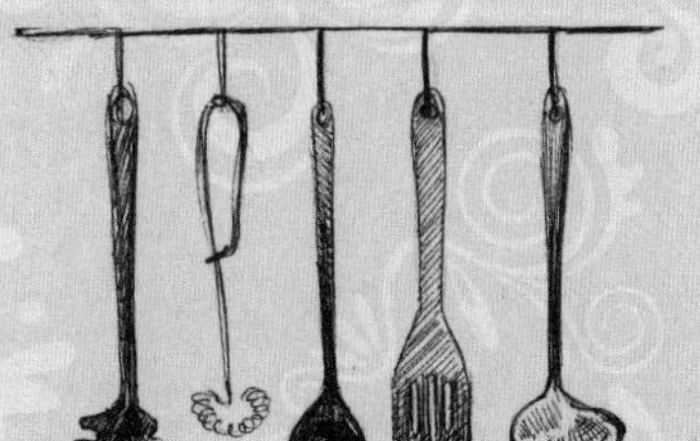

Parfumer un humidificateur

Les humidificateurs, avec le temps, se mettent à dégager une odeur assez nauséabonde. Pensez à les parfumer avec du citron ! Remplissez-le d'eau à laquelle vous ajouterez 15 ml de jus de citron. Si vous le nettoyez, pensez à laver ses parois avec un demi-citron et 2 cuillères à soupe de bicarbonate de soude.

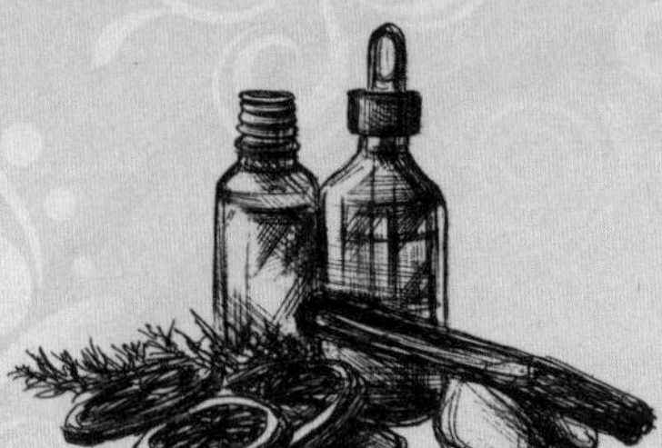

Adieu, odeurs de cuisine !

En prévention, préparez cette solution : mélangez 1 cuillère à café d'huile essentielle de citron, 1/2 cuillère à café de pamplemousse, 1/2 cuillère à café de bergamote et 25 gouttes de santal. Vaporisez ce mélange 15 minutes avant la cuisson. Lisez bien les instructions avant d'utiliser les huiles essentielles.

Nettoyer des boîtes en plastique

Les résidus de nourriture salissent les boîtes en plastique. Le citron va vous aider à les nettoyer et les désodoriser. Versez-y 1 cuillère à soupe de jus de citron et 1 cuillère à soupe de bicarbonate de soude. Frottez avec le côté abrasif de votre éponge. Puis remplissez-les d'eau et laissez agir une nuit. Rincez le lendemain.

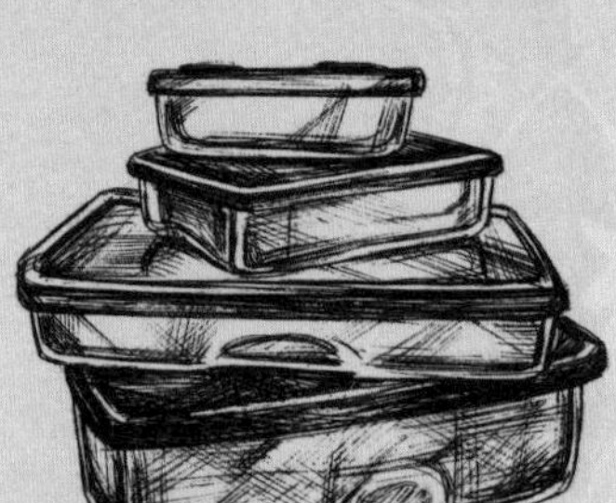

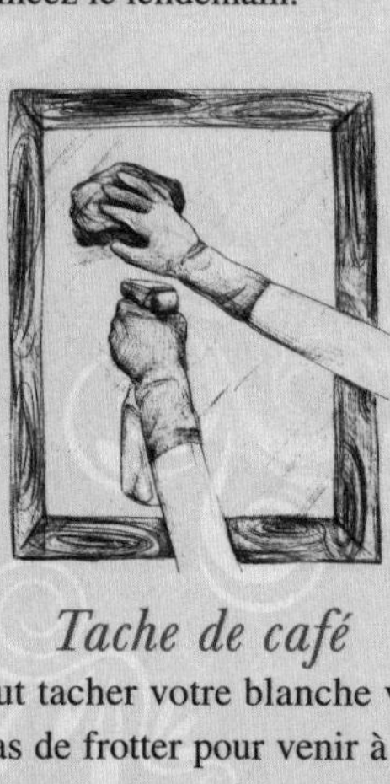

Nettoyer les vitres

Confectionnez vous-même votre produit pour laver les vitres, plus efficace et moins onéreux qu'un produit industriel. Mélangez 90 cl d'eau et 10 cl de vinaigre blanc. Ajoutez-y 5 gouttes d'huile essentielle de citron. Versez le tout dans un vaporisateur. Votre nettoyant est prêt, vos vitres vont briller de mille feux !

Tache de café

Le café peut tacher votre blanche vaisselle. Si vous êtes las de frotter pour venir à bout de ces traces plus que coriaces, faites comme Mamie. Elle appliquait d'abord un peu de jaune d'œuf sur les taches puis elle y passait un demi-citron. Son coup d'éponge devenait aussitôt plus efficace !

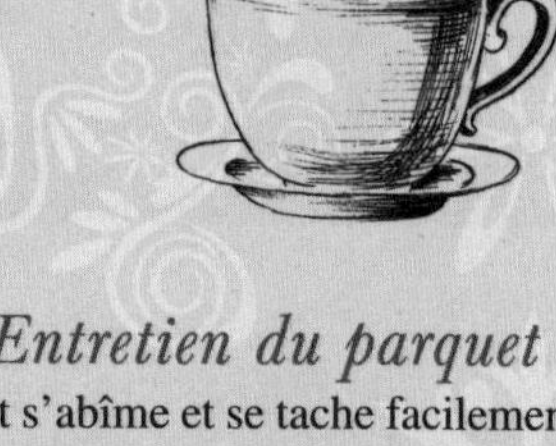

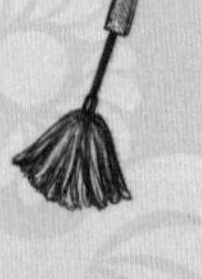

Entretien du parquet

Le parquet s'abîme et se tache facilement. Il doit être nettoyé régulièrement. Pour ce faire, additionnez 10 gouttes de jus de citron et 5 cl de paraffine, préalablement fondue, à 1 litre d'eau. Mélangez bien. Lustrez votre parquet avec un linge imbibé de cette préparation puis laissez sécher naturellement.

Entretien du rotin

Mamie savait prendre soin de ses meubles en rotin. Elle déposait d'abord des chiffons par terre, autour des meubles, pour ne pas salir le sol. Pour les nettoyer, elle versait dans 1 litre d'eau chaude 2 cuillères à soupe de jus de citron. Elle imbibait un torchon de ce mélange et en frottait le rotin.

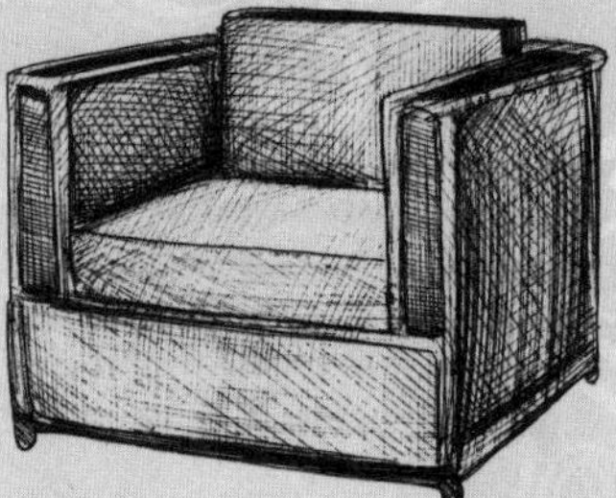

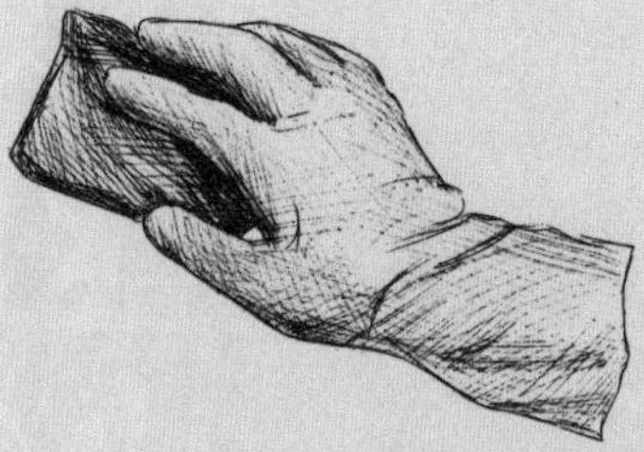

Contre les moisissures

Le citron empêche la formation de champignons grâce à ses propriétés antifongiques et désinfectantes. Il vous aidera ainsi à lutter contre les moisissures. Servez-vous d'une éponge que vous aurez imbibée au préalable de jus de citron pour nettoyer les surfaces propices à leur développement.

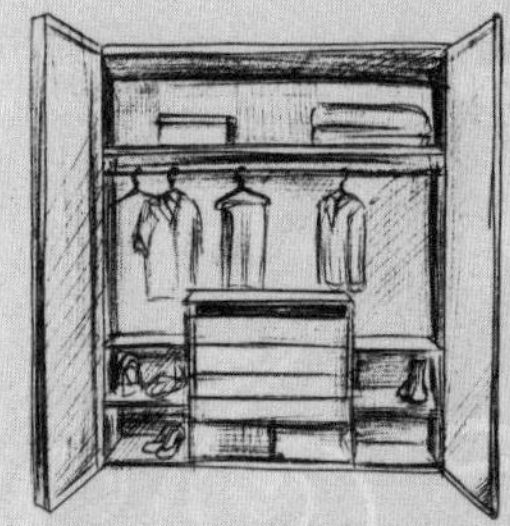

Parfumer armoires et penderies

Fabriquez un petit sachet parfumé pour vos armoires, penderies et tiroirs à vêtements. Si vous n'avez pas de sachet, prenez un mouchoir en tissu et versez-y 200 g de bicarbonate de soude et le zeste d'un citron. Nouez-le à l'aide d'un petit ruban. Il ne vous reste plus qu'à placer vos sachets odorants aux endroits où vous rangez votre linge.

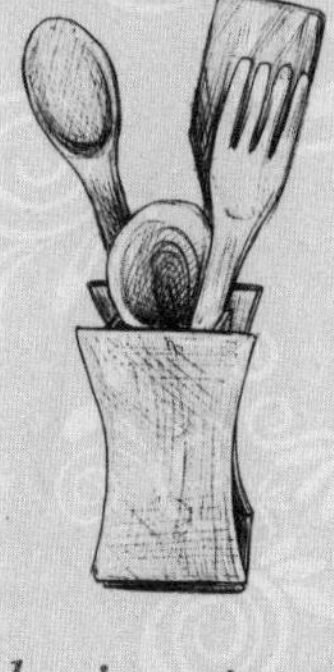

Désodoriser les ustensiles de cuisine en bois

Vos ustensiles de cuisine en bois, cuillères, spatules et planches à découper, gardent une odeur qui laisse à désirer ? Le citron va vous aider à réparer ce petit désagrément. Frottez-les avec la pulpe d'un demi-citron, à l'aide d'une éponge. Ils seront ainsi nettoyés et désodorisés.

Contre les insectes volatiles

Assez des bestioles qui s'amusent à virevolter dans votre salon ! Et qui viennent vous enquiquiner dans votre chambre, la nuit ! Pour y remédier, coupez un citron en rondelles. Placez-en quelques-unes sur une ficelle que vous suspendrez au plafond. L'odeur les fera fuir !

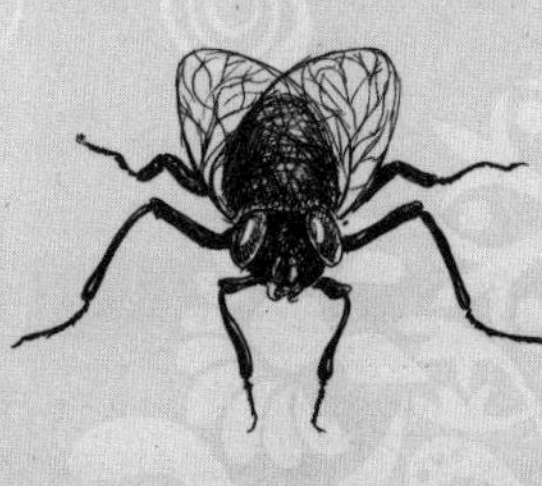

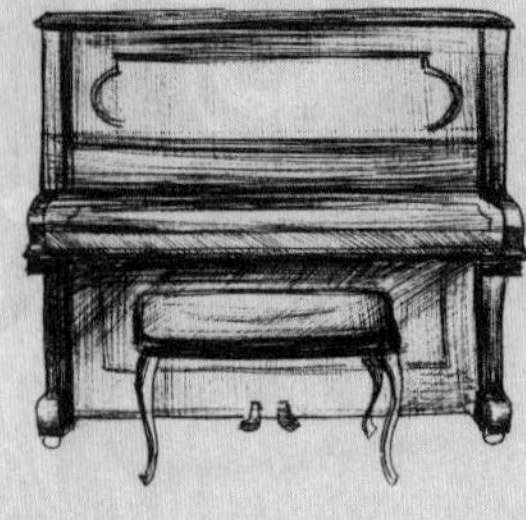

Liquide vaisselle maison

Confectionnez votre propre liquide vaisselle en suivant la recette de Grand-mère. Versez 10 cl de liquide vaisselle écologique, 1 cuillère à soupe de vinaigre blanc, 1 de bicarbonate de soude et 5 gouttes d'huile essentielle de citron, le tout dans un flacon de 50 cl. Complétez avec de l'eau. Lisez bien les instructions avant d'utiliser les huiles essentielles.

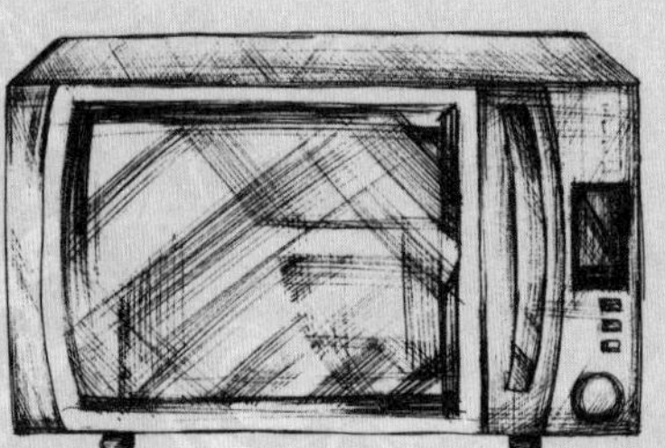

Entretien du fer à repasser

Votre fer à repasser ne fonctionne plus très bien et a triste mine. Il est peut-être entartré. Nettoyez-le et détartrez-le avec du citron. Passez sur la semelle un demi-citron sur lequel vous aurez versé du sel fin. Rincez aussitôt avec une éponge et séchez avec un chiffon.

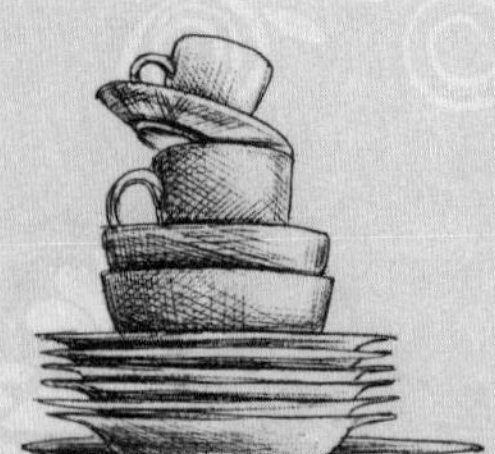

Touches de piano jaunies

Les touches en ivoire de votre beau piano ne sont plus ce qu'elles étaient… Redonnez-leur leur blancheur d'antan : additionnez de la sciure de bois et du jus de citron. Nettoyez les touches avec un linge doux imprégné de ce mélange. Laissez sécher et lustrez avec un chiffon de laine.

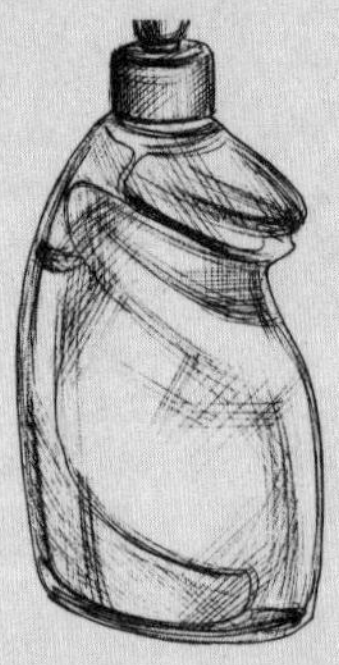

Nettoyer son micro-ondes

Voici un moyen efficace et rapide de nettoyer son micro-ondes. Faites chauffer pendant deux minutes une tasse d'eau dans laquelle vous aurez versé le jus d'un citron. La vapeur ainsi dégagée va désincruster la saleté. Vous n'aurez plus qu'à terminer le travail en passant un petit coup d'éponge. Votre micro-ondes sent bon !

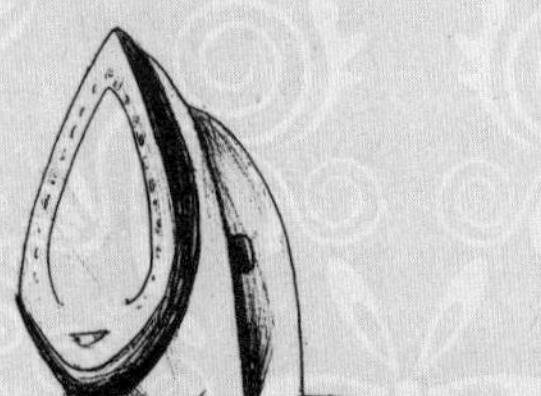

Une vaisselle qui brille

Avoir de la belle vaisselle qui brille, c'est toujours plus agréable pour composer une jolie table. Quel est l'ingrédient miracle qu'utilisaient nos grands-mères pour obtenir un tel résultat ? Le citron ! Il suffit de vous servir de son jus comme d'un nettoyant : frottez vos assiettes et vos couverts avec une éponge imbibée de jus de citron.

Guirlandes citronnées

Décorez votre intérieur avec du citron ! Réalisez de jolies guirlandes avec des rondelles de citron séchées. Transpercez-les d'un fil solide à l'aide d'une grosse aiguille et faites un nœud autour des deux extrémités afin qu'elles ne bougent pas. À mettre sur la table, sur le sapin de Noël, ou à accrocher dans la maison.

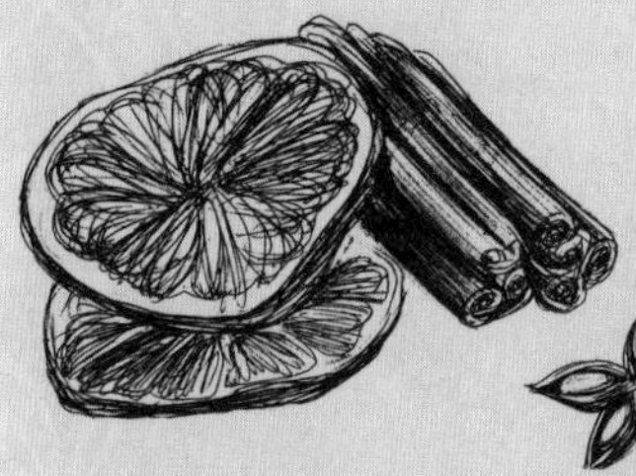

Entretien du cuir

Pour préserver la beauté des vêtements, des objets ou du mobilier en cuir, nos aïeules utilisaient une mixture secrète. Elles mélangeaient un blanc d'œuf monté en neige avec le jus d'un citron. Elles se servaient de cette préparation pour nettoyer le cuir.

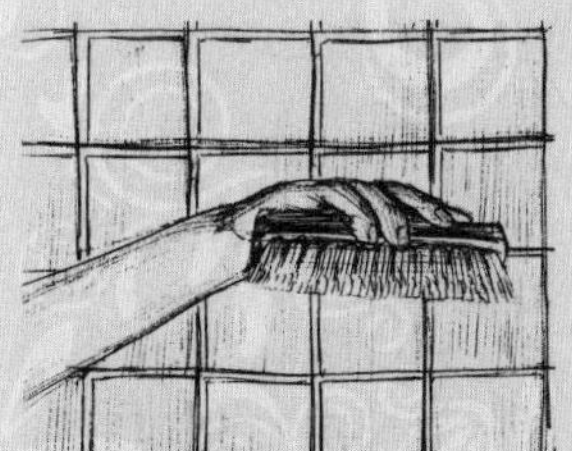

Un carrelage propre

Nos aïeules ne s'embêtaient pas avec des produits industriels et coûteux lorsqu'il s'agissait de nettoyer leur sol. Elles ajoutaient simplement du jus de citron et un peu de bicarbonate de soude à leur seau d'eau. Après avoir passé une serpillière imprégnée de ce mélange sur leur carrelage, il brillait de mille feux !

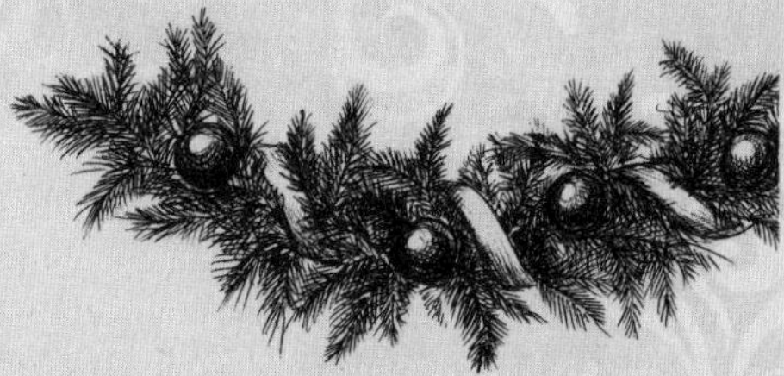

Pot-pourri

Confectionnez un joli pot-pourri citronné. Faites sécher des rondelles de citron, puis posez-les dans une petite coupelle. Accompagnez-les de fleurs et d'épices de votre choix, selon les couleurs que vous souhaitez mettre en avant, et le mariage de senteurs désiré. Versez dessus quelques gouttes d'huile essentielle de citron. Renouvelez quand l'odeur s'estompe. Lisez bien les instructions avant d'utiliser les huiles essentielles.

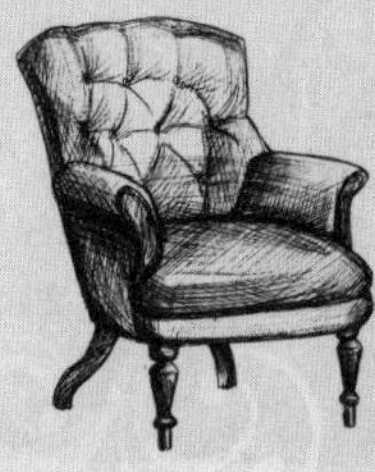

Des joints bien blancs

Difficile de récupérer les joints jaunis et noircis entre les carreaux de votre salle de bains. Mais rien n'est impossible pour Mamie ! Préparez une pâte à base de bicarbonate de soude et de jus de citron, à parts égales. Posez-la sur les joints et laissez agir plusieurs minutes. Frottez ensuite avec une vieille brosse à dents et rincez.

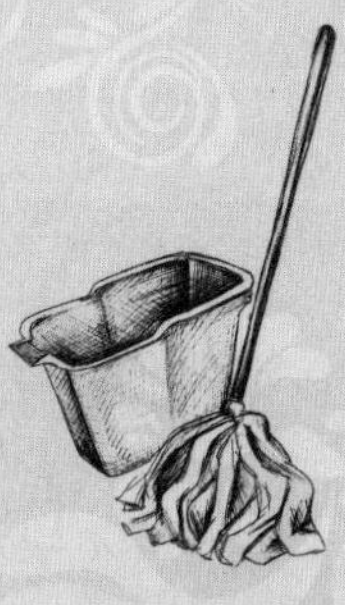

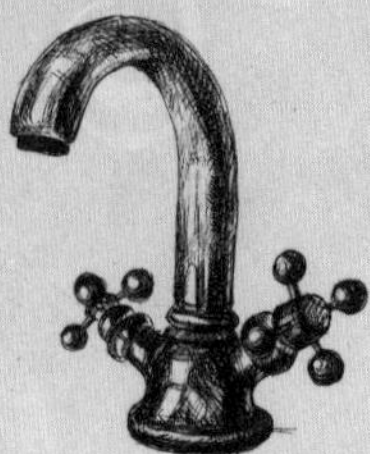

Entretien des tapis et moquettes

Pour désinfecter et nettoyer moquettes et tapis, pensez aux huiles essentielles. Mélangez 200 g de bicarbonate de soude, 4 ml d'huile essentielle de citron, 3 ml d'huile essentielle d'orange et 2 ml d'huile essentielle de patchouli. Laissez reposer 24 heures puis saupoudrez cette solution sur vos moquettes et tapis. Laissez agir quinze minutes et passez l'aspirateur. Lisez bien les instructions avant d'utiliser les huiles essentielles.

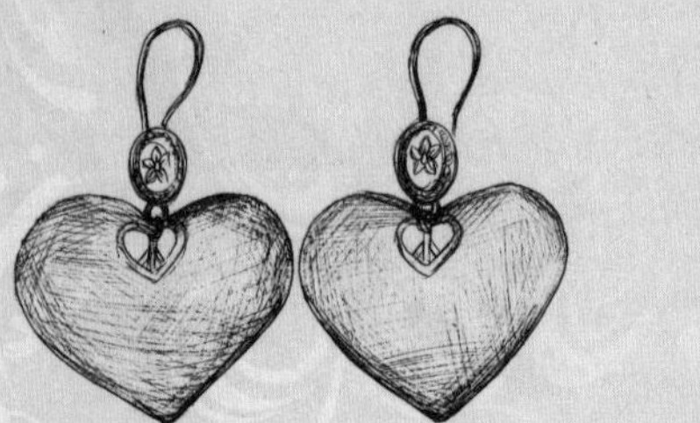

Nettoyer l'argenterie

Les couverts et les plats en argent ont tendance à se ternir et à se teinter de taches noires avec le temps. N'allez pas changer votre argenterie pour autant : Mamie avait une solution très simple pour les faire briller de nouveau. Elle les faisait tremper dans du jus de citron pur. Puis elle les rinçait à l'eau chaude et les essuyait avec une peau de chamois.

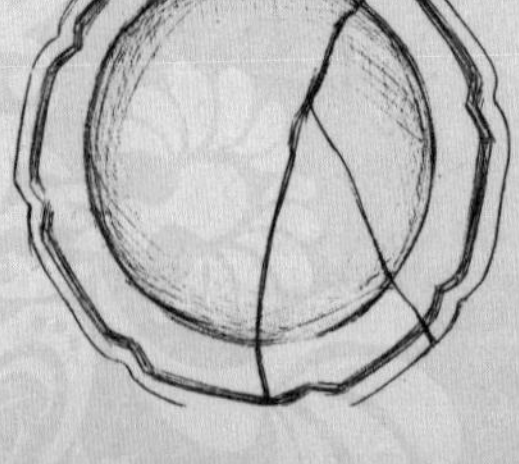

Détartrer la robinetterie

La robinetterie, que ce soit dans la cuisine ou dans la salle de bains, est sujette aux traces de calcaire. Grand-mère ne s'ennuyait pas à frotter de longues heures pour en venir à bout ! Elle passait tout simplement un demi-citron sur les marques puis rinçait à l'eau claire. Et sa robinetterie brillait de nouveau !

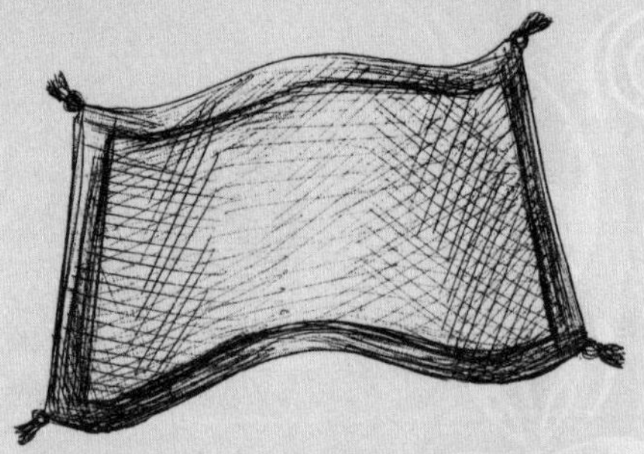

Entretien des bijoux en argent

Nos aïeules savaient prendre soin de leurs beaux bijoux en argent. Ces derniers se teintant de noir avec l'usage et le temps, elles pensaient à leur faire prendre un bain de jus de citron régulièrement. Puis elles les frottaient avec une vieille brosse à dents. Elles les rinçaient ensuite à l'eau chaude : ils étaient comme neufs !

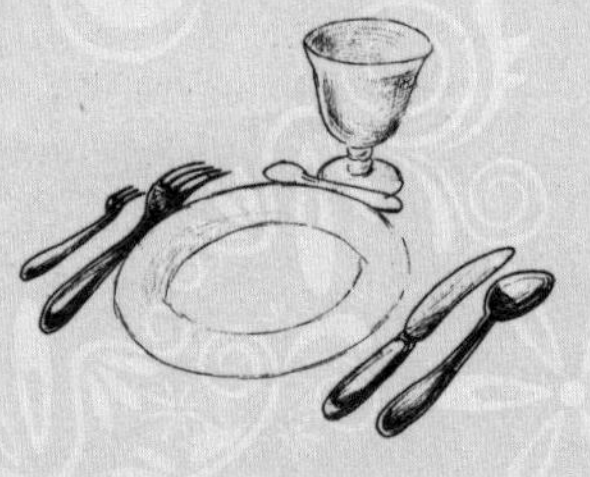

Vaisselle fêlée

De petites fêlures sur votre assiette ? Vous ne pouvez pas vous permettre d'en acheter de nouvelles à chaque fois ! Grand-mère savait comment les masquer. Mélangez 50 cl de lait, 1 blanc d'œuf et le jus de 1 citron. Faites bouillir le tout. Laissez refroidir un peu, puis plongez l'assiette dans la préparation : la fêlure s'en trouvera atténuée.

Entretien des éponges

Vos éponges synthétiques sont bien sales et toutes raplapla ? Faites-leur prendre 1 bain de jus de citron et d'eau brûlante. Au bout de quelques heures, rincez. Ensuite, trempez-les encore, mais cette fois dans du bicarbonate de soude dilué dans de l'eau. Elles seront requinquées !

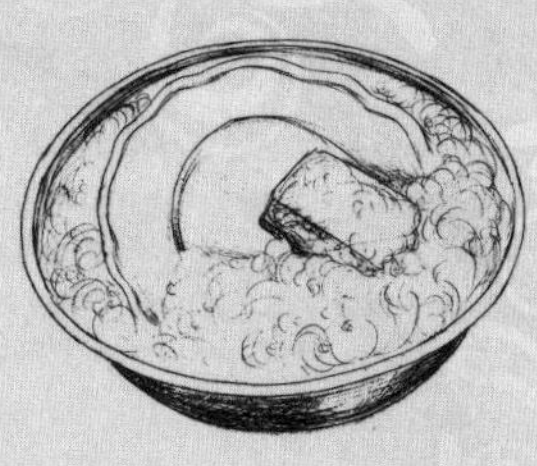

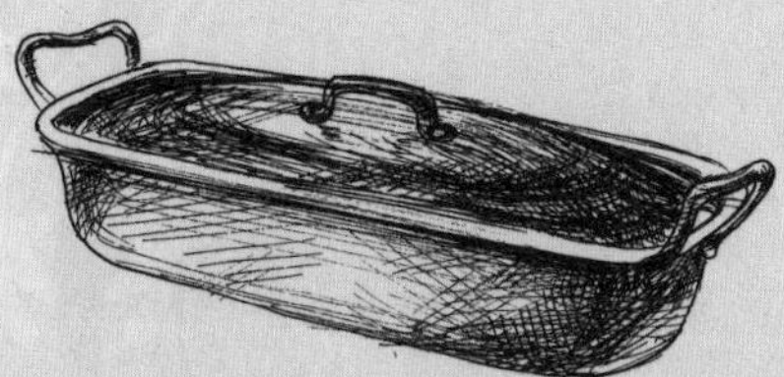

Des cuivres étincelants

Si vous souhaitez avoir des cuivres impeccables, suivez la recette magique de Mamie. Mélangez à parts égales du jus de citron avec du vinaigre blanc. Frottez les zones à nettoyer à l'aide d'une brosse à dents et essuyez à l'aide d'un papier absorbant ou d'un chiffon doux. Brillance assurée !

Relever une salade

Pour les mordus de salade, optez pour un assaisonnement allégé en sel. Remplacez la moitié du sel par quelques paillettes de nigari. Cela vous permet de relever votre salade tout en diminuant l'apport en sel et en augmentant celui en magnésium : d'une pierre deux coups. Si vous avez eu la main lourde en nigari, ajoutez un trait de jus de citron.

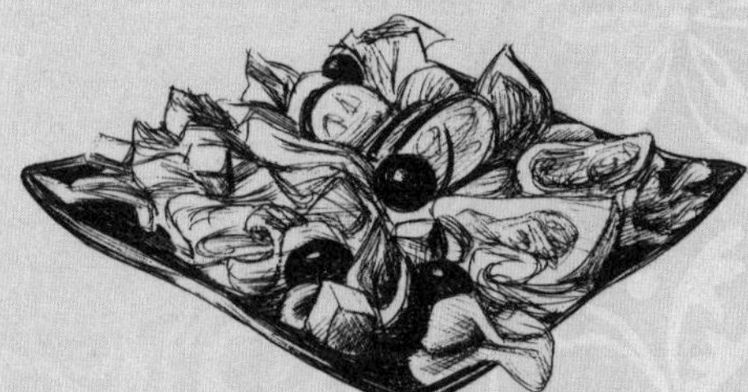

Nettoyer une poêle antiadhésive

Vous n'arrivez pas à ravoir votre poêle ? Une fine pellicule de graisse y reste collée… Optez pour le citron additionné de bicarbonate de soude. Mélangez 2 cuillères à soupe de jus de citron et 1 de bicarbonate. Lavez votre poêle puis versez-y cette mixture, et frottez. Rincez à l'eau bien chaude.

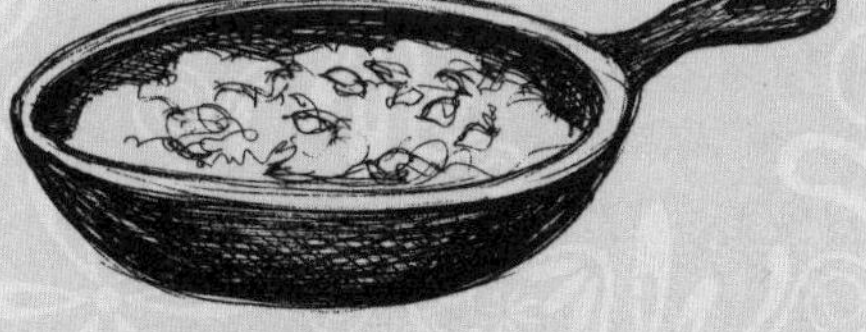

Nettoyer l'inox

Votre évier en inox fait grise mine ? Mamie va vous aider à lui rendre son éclat. Lavez-le d'abord à l'eau savonneuse. Rincez et séchez. Passez ensuite dessus un chiffon propre, légèrement imbibé de jus de citron. Il dégraissera, désinfectera et éliminera les traces de calcaire. Regardez : votre évier brille à nouveau !

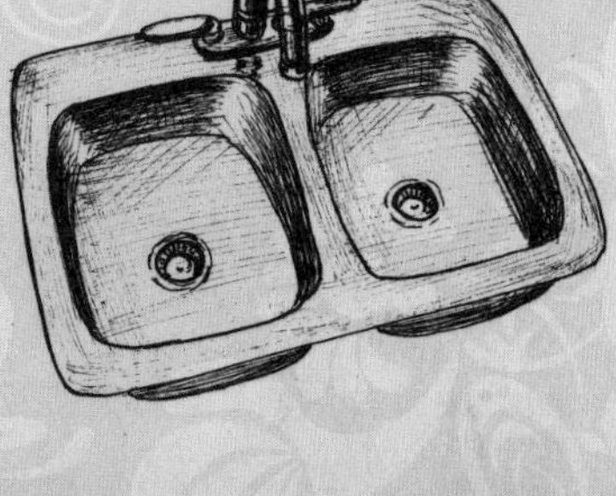

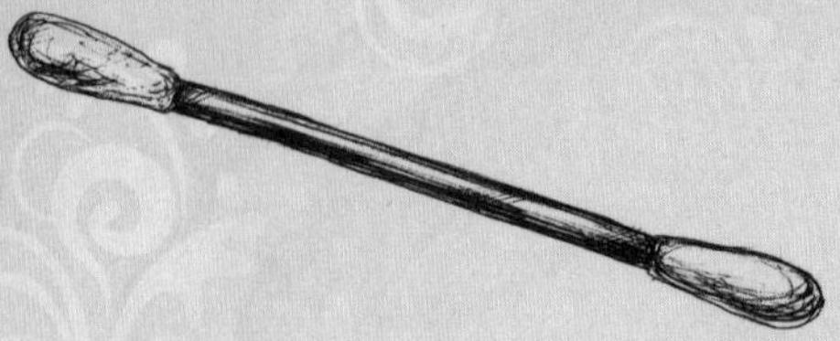

De l'encre magique

Trempez un coton-tige dans du jus de citron et servez-vous-en pour écrire sur une feuille blanche. Patientez un moment, le temps que la feuille sèche. Allumer une bougie et éteignez la lumière. Placez la feuille tout près de la bougie (sans la brûler !) : le message apparaîtra !

Un broyeur d'ordures qui sent bon

Épluchez un citron et découpez les épluchures en morceaux. Mettez-les dans le broyeur. Versez un peu d'eau froide dessus. Cela devrait désodoriser votre broyeur d'ordures. Vous pouvez utiliser de vieux citrons, même un peu abîmés, mais ils ne doivent pas être moisis.

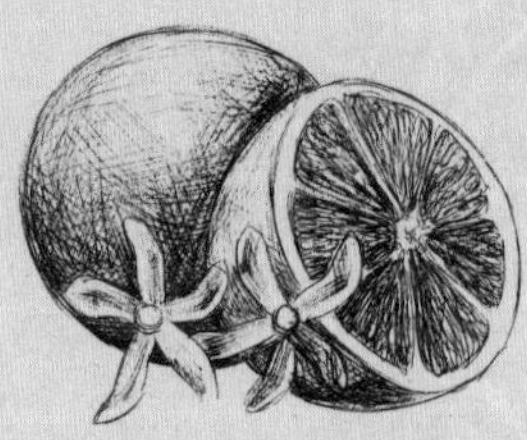

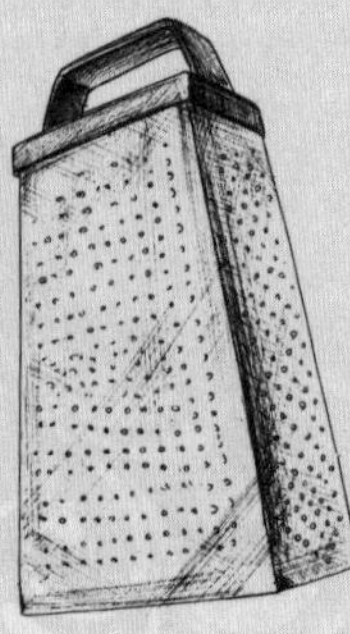

Nettoyer une râpe à fromage

Une râpe à fromage, quelle invention merveilleuse ! Mais tellement compliquée lorsqu'il s'agit de la nettoyer… Grand-mère avait trouvé la solution : elle y passait un demi-citron avant de la laver. L'acidité du citron empêche le fromage de rester collé à la râpe. Il suffisait de la rincer, et le tour était joué !

Désodorisant pour le four

Vous avez cuisiné de délicieuses papillotes au four… Un régal. Seulement, votre four en a gardé tout le parfum. Une cuisine qui empeste le poisson, ce n'est pas des plus agréables ! Désodorisez-le en y faisant chauffer quelques épluchures de citron, pendant une dizaine de minutes. Lorsque votre four sera bien chaud, l'odeur de citron annihilera celle du poisson.

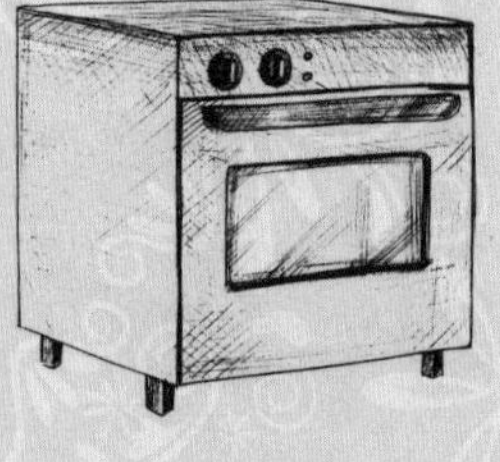

Désodorisant W.-C.

Vous désodoriserez la pièce en y plaçant une pierre poreuse sur laquelle vous aurez versé 3 gouttes d'huile essentielle de citron. Le parfum s'estompant au bout d'une semaine, renouvelez l'opération lorsque la pierre n'émet plus d'odeur. Lisez bien les instructions avant d'utiliser les huiles essentielles.

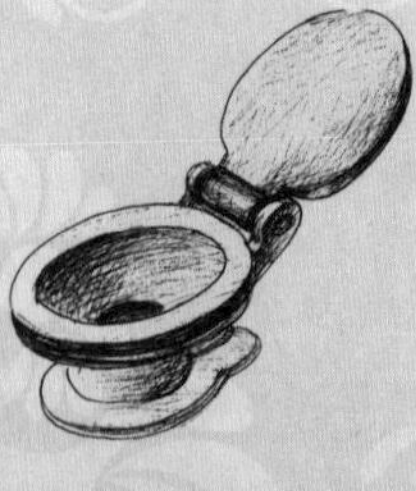

Désodorisant cuisine

C'en est fini des mauvaises odeurs dans la cuisine, grâce au citron ! Faites bouillir des épluchures de citron dans une casserole d'eau, pour que sa senteur se répande. Vous pouvez aussi en disposer dans un four encore chaud, le temps qu'il refroidisse. Sa chaleur propagera également une bonne odeur de citron.

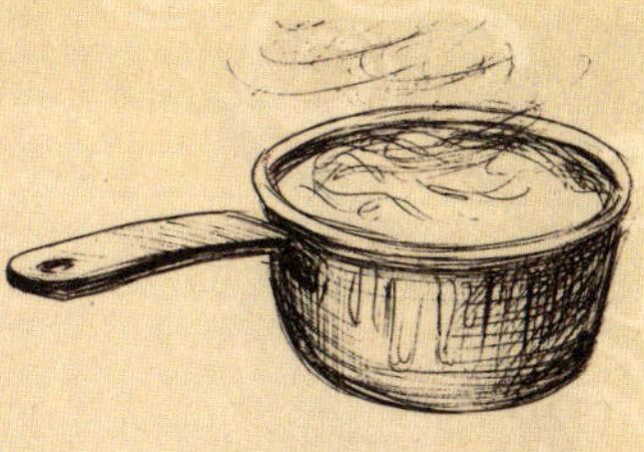

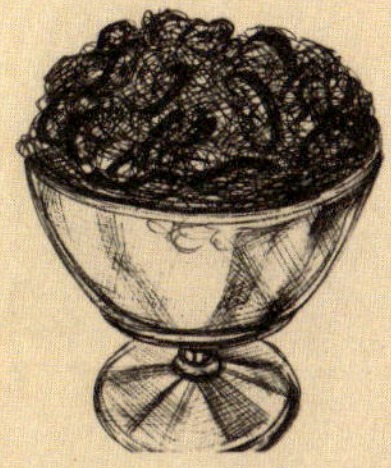

Purifier l'atmosphère

L'huile essentielle de citron est tout indiquée pour assainir l'air ambiant de votre demeure. N'hésitez pas à en verser quelques gouttes dans un diffuseur, sur vos pots-pourris, dans une soucoupe que vous placerez au-dessus d'un radiateur. Une fois allumés, ils répandront l'odeur de l'"huile.

Entretien des W.-C.

Les toilettes doivent être régulièrement désinfectées pour y faire régner une hygiène irréprochable. Confectionnez un produit désinfectant en mélangeant 40 gouttes d'huile essentielle de citron, 40 de lemongrass et 40 de pin sylvestre. Ajoutez 1 cuillère à café de ce mélange et 2 cuillères à soupe d'eau-de-vie à 15 cl d'eau. Il ne vous reste plus qu'à verser cette préparation dans la cuvette.

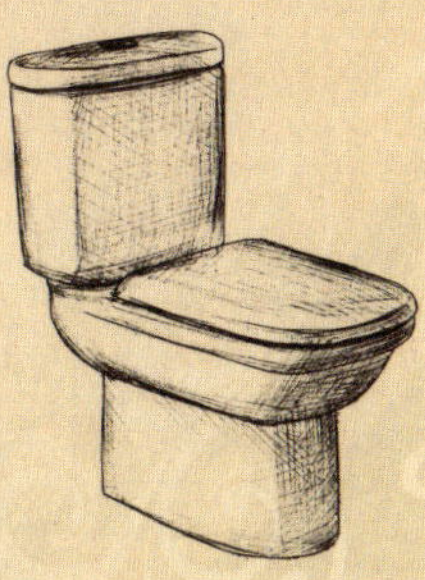

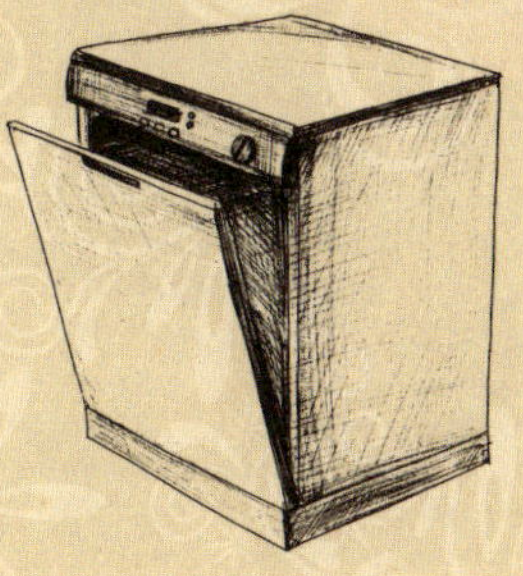

Lave-vaisselle amélioré

Optimisez l'efficacité de votre lave-vaisselle ! Pour ce faire, rien de bien sorcier : il suffit de remplacer le liquide de rinçage par la même quantité de jus de citron. Ce dernier est un agent nettoyant qui combat le calcaire. Votre vaisselle n'en sera que plus éclatante !

Tache de thé

Vous êtes un grand consommateur de thé, et vos tasses finissent par être gravées à jamais de ces fâcheuses traces de tanin. Vous avez beau frotter, vous n'arrivez pas à les éliminer ? Déposez un peu de jaune d'œuf sur les taches, puis un peu de jus de citron. Utilisez le grattoir de votre éponge pour en venir à bout.

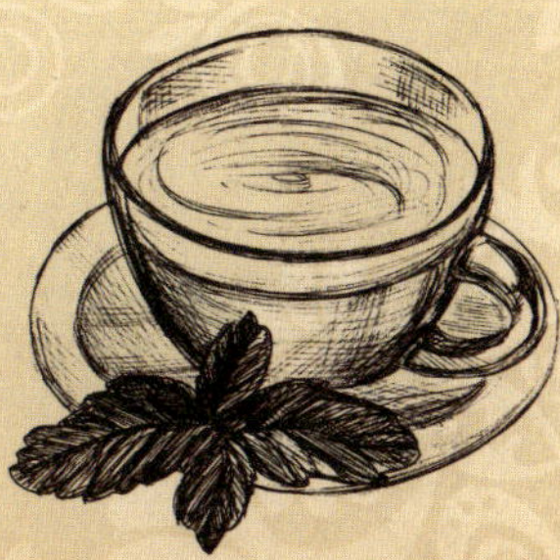

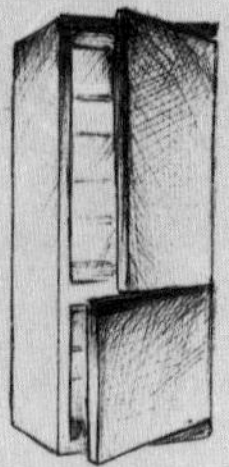

Nettoyer son réfrigérateur

Le réfrigérateur doit faire l'objet d'une hygiène impeccable, puisqu'il contient la nourriture que vous mangez. Lieu préposé au développement de champignons, vous devez le désinfecter régulièrement pour ne pas que l'alimentation soit contaminée. Utilisez le citron : son jus éradiquera toute moisissure.

Entretien des mosaïques

Vous possédez des mosaïques dans votre appartement ? Qu'elles soient en pierre, en verre, en marbre, en émail ou en métal, optez pour le citron ! Il vous aidera à leur redonner tout leur éclat. Imprégnez votre éponge de jus de citron ou servez-vous d'un demi-citron directement pour nettoyer vos mosaïques.

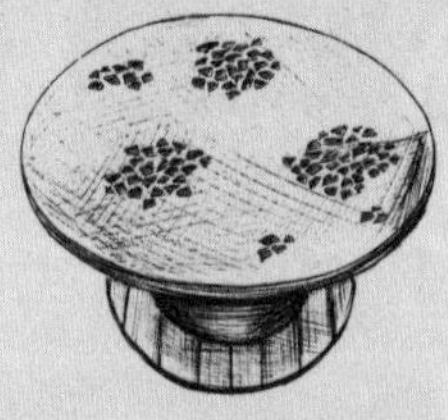

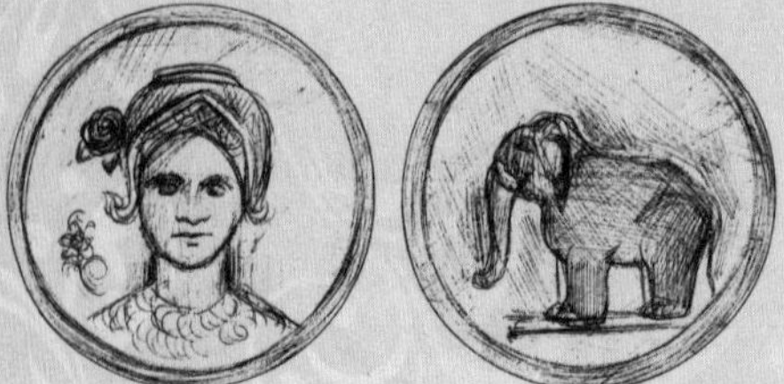

Des vieilles pièces qui brillent

Vous collectionnez les vieilles pièces de monnaie ? Celles-ci font grise mine. Le citron va vous aider à donner une seconde vie à vos pièces ternies. Versez du jus de citron dans une petite coupelle et plongez-y les pièces une vingtaine de minutes. L'acidité du citron leur fera retrouver leur éclat d'antan.

Laver sa baignoire

Lavez sa baignoire n'est pas une partie de plaisir ! Récurer, frotter… Vous pouvez vous simplifier la tâche avec le citron ! Découpez-en un en rondelles. Salez-les. Utilisez ces dernières comme une éponge et nettoyez votre baignoire. Les traces de saleté et de calcaire ne feront pas long feu !

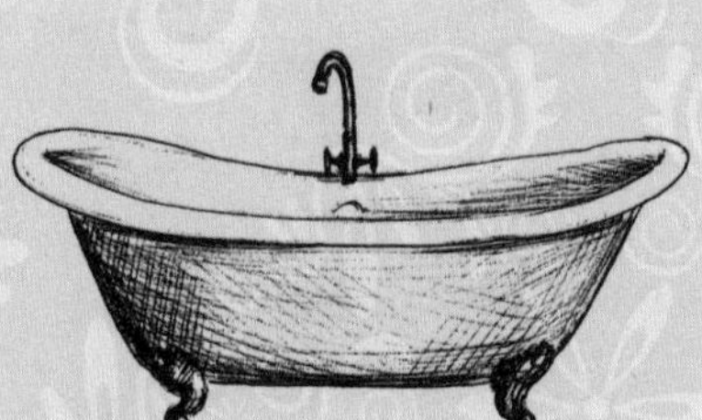

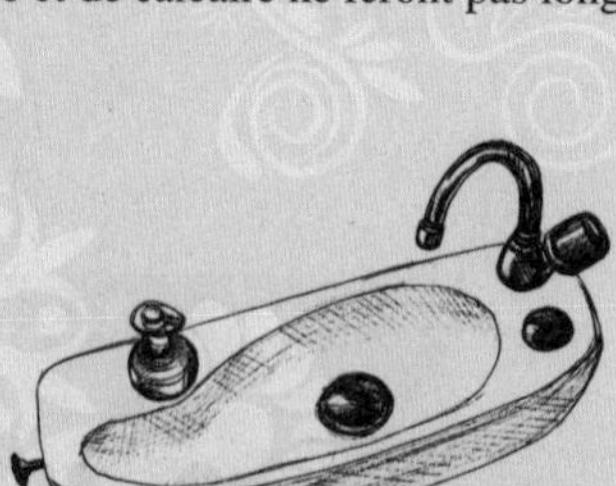

Nettoyer un lavabo

Un lavabo se salit bien vite : entre les taches de maquillage, de dentifrice, de crèmes diverses et de savon, sans parler de la poussière et du calcaire… Ayez toujours un citron sous la main ! Servez-vous d'un demi-citron sur lequel vous verserez un peu de sel fin comme d'une éponge, et votre lavabo brillera de mille feux.

Nettoyer le laiton

Vous possédez des bijoux en laiton, mais vous n'avez pas la moindre idée de la façon de les entretenir ! Concoctez une pâte avec du sel fin et un peu de chair de citron. Frottez vos bijoux avec la mixture obtenue. Si certaines traces sont coriaces, vous pouvez renforcer son pouvoir nettoyant avec un peu de bicarbonate de soude.

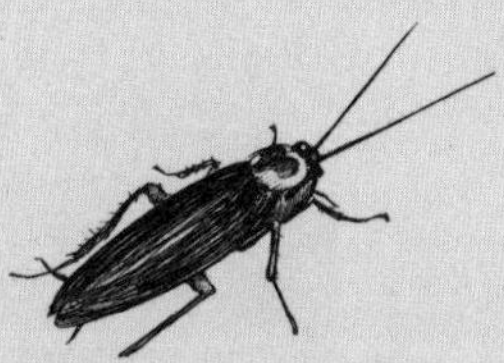

Nettoyant citronné

Le citron a des pouvoirs dégraissants et détartrants. Il désinfecte et laisse une odeur agréable. Réalisez un nettoyant multi-usages pour votre maison : dans 2 litres d'eau chaude, versez 20 cl de savon de Marseille liquide, 10 cl de jus de citron et 2 gouttes d'huile essentielle de citron.

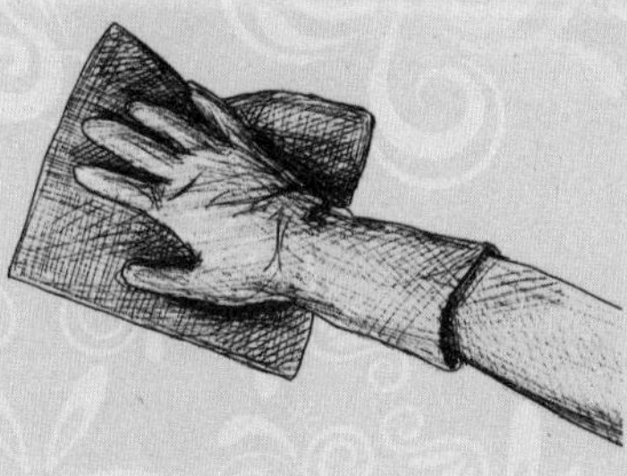

De l'émail comme neuf

L'émail de votre lavabo ou de votre baignoire commence à ternir et à jaunir ? N'attendez pas : après les avoir bien nettoyés, frottez-les avec une éponge imbibée de jus de citron (ou passez directement un demi-citron). Rincez à l'eau claire : ils auront retrouvé leur éclat d'antan.

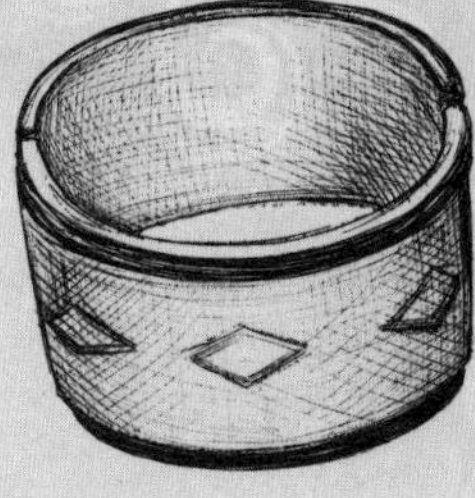

Insecticide

Pour éviter tout intrus indésirable dans votre lieu à vivre, n'hésitez pas à déposer par-ci par-là quelques rondelles de citron ou à verser quelques gouttes de son jus. Son odeur et son acidité repousseront les insectes. Ils n'oseront plus mettre les pattes dans votre demeure !

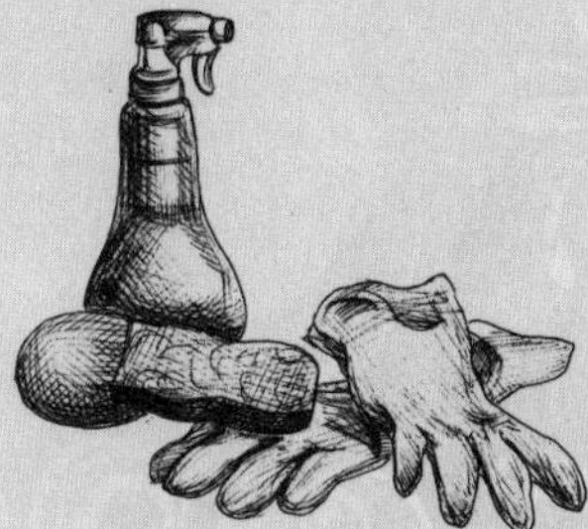

Entretien du marbre

Fini les taches sur votre beau plan de travail en marbre ! Il suffit de les frotter avec une éponge imbibée de jus de citron et de sel fin. Continuez en y passant un linge imprégné d'huile de lin. Rincez aussitôt : le citron pourrait blanchir le marbre s'il n'est pas immédiatement nettoyé.

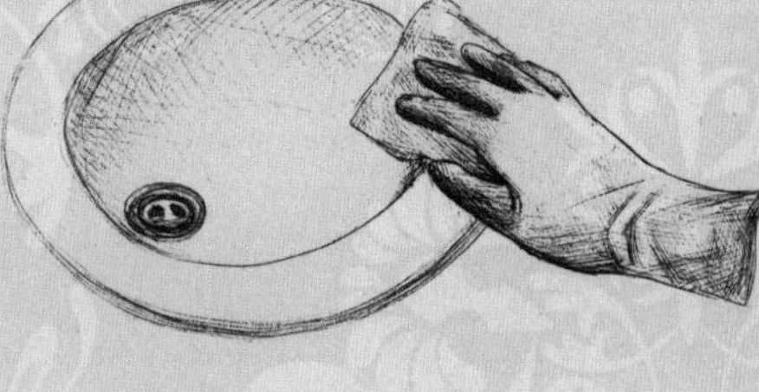

Cuisine

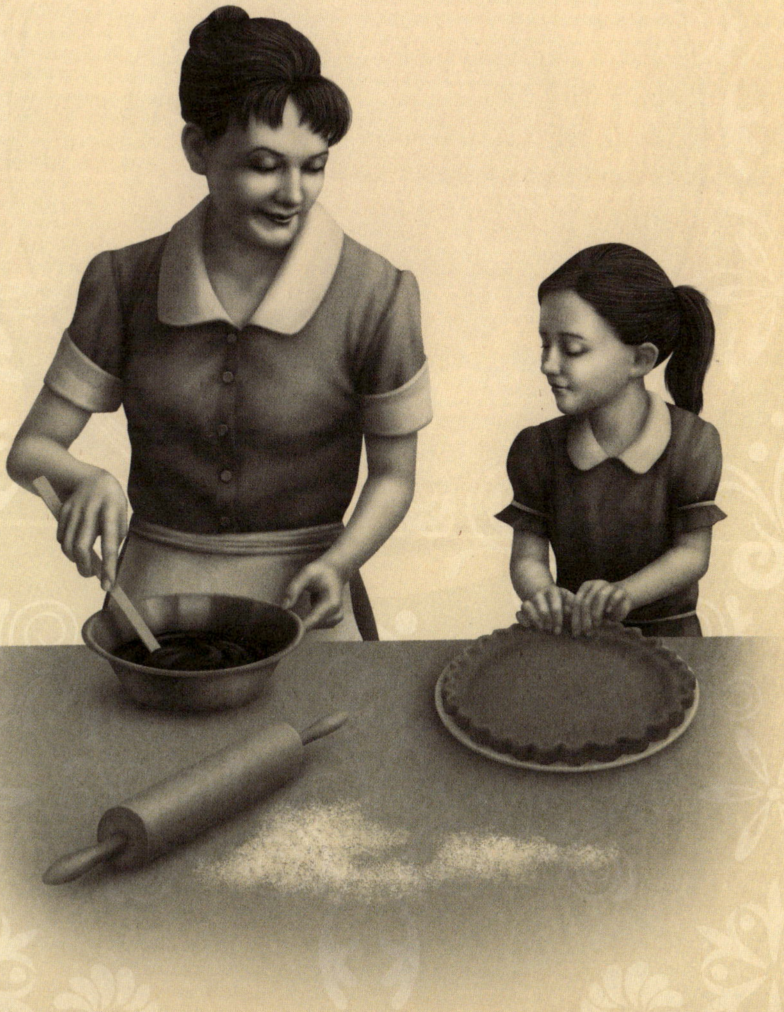

Devenez une cuisinière experte

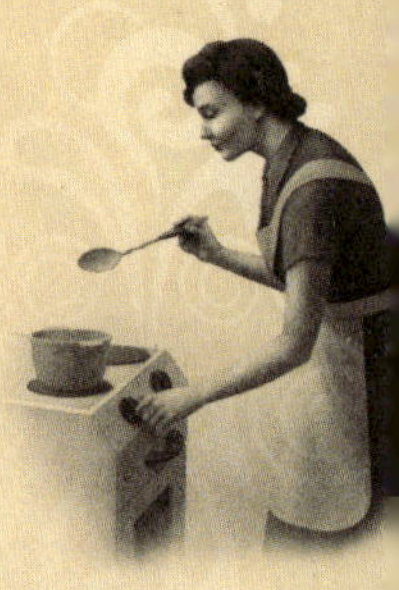

Vous avez beau y mettre tout votre cœur et suivre la recette à la lettre, rien n'y fait : vous n'êtes jamais satisfait de vos plats. Ils manquent à chaque fois de ce petit quelque chose que vous retrouvez dans les mets des plus grands chefs. Ne désespérez pas, Mamie est là et vous confie son secret : le citron. Il est l'ingrédient à avoir dans votre cuisine. L'air de rien, un petit zeste par ci, un peu de jus par là et vous obtenez une saveur totalement différente en bouche. Faites le test : l'essayer, c'est l'adopter.

Un succulent saumon

Le saumon, vous l'aimez de toutes les manières. Grillé, en papillote, fumé, cru, en carpaccio… Et ce qui l'accompagne le mieux reste le citron. Quelle que soit la forme sous laquelle vous préparez votre saumon, arrosez-le d'un jus de citron. Il conservera la couleur rosée du poisson et évitera qu'il ne se dessèche.

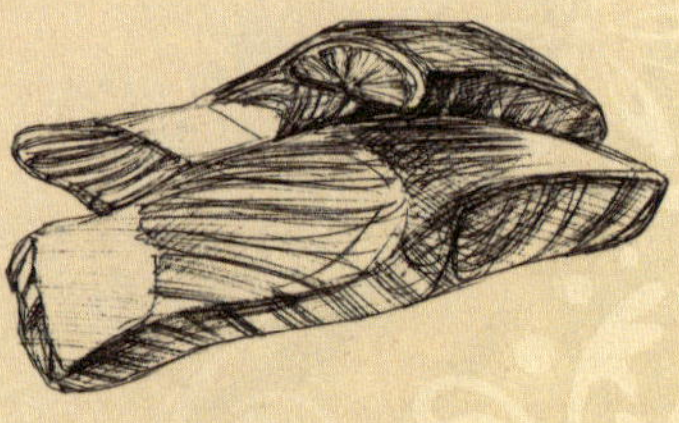

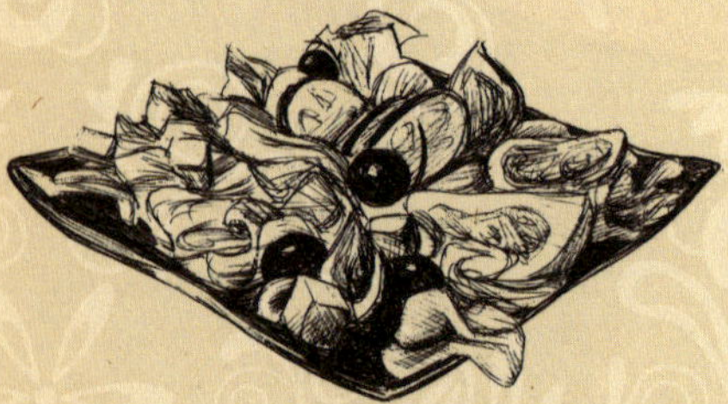

De la salade pour tous les goûts

Vous aimez votre salade bien relevée ? Assaisonnez-la d'une vinaigrette au jus de citron, une demi-heure avant de la servir. Elle sera ainsi bien imprégnée et son goût sera plus prononcé. En revanche, si vous préférez plutôt votre salade bien croquante, ne l'arrosez de jus de citron qu'au dernier moment.

Remplacer du sel

Vous n'avez plus de sel sous la main ? Remplacez-le par du citron. Il relèvera le goût de vos plats de la même manière, sinon mieux ! Optez donc pour le citron si vous trouvez votre plat trop fade !

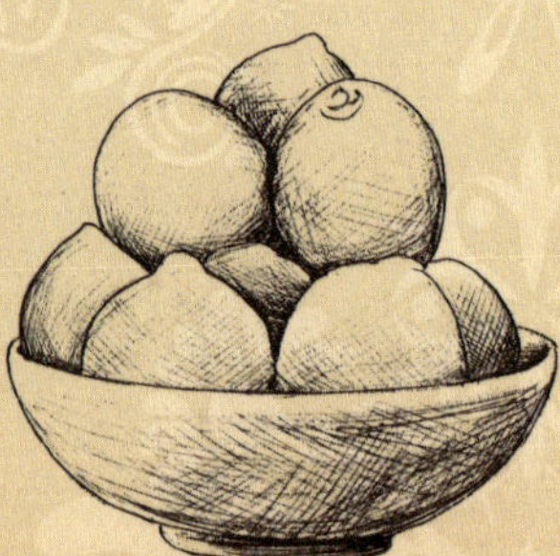

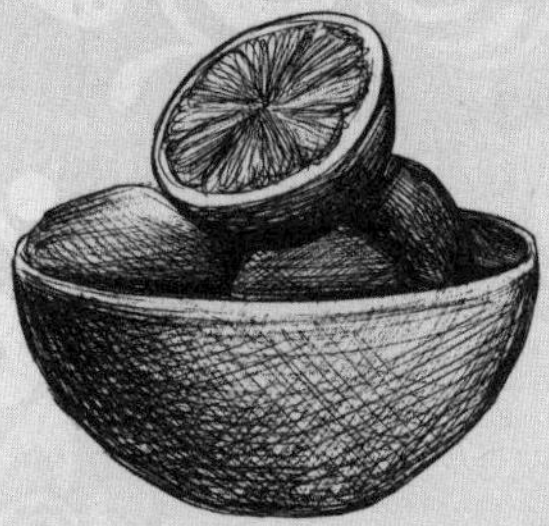

Pas de gâchis !

Il vous reste du jus de citron non utilisé ? Ne le jetez pas : mettez-le dans un bac à glaçons, pour un usage ultérieur. Si vous ne vous êtes servi que de la moitié d'un citron, placez la seconde inutilisée dans votre réfrigérateur : elle se conservera mieux et en désodorisera en même temps l'intérieur.

La température adéquate

Pour bénéficier au mieux des vertus du citron, diluez son jus dans une eau à peine tiède ou à température ambiante. Oubliez l'eau glacée ou au contraire l'eau bouillante. Elle annihilerait toute présence de vitamine C, celle-ci ne résistant pas à la chaleur.

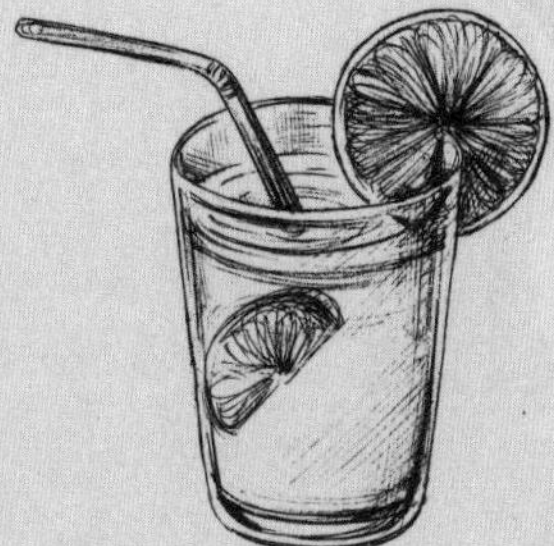

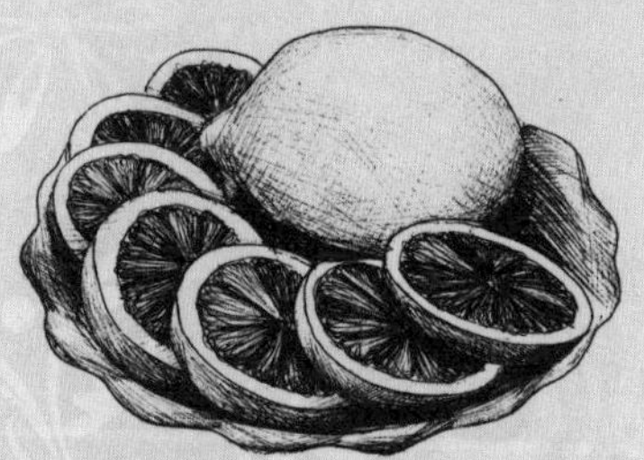

Profiter des bienfaits du citron

Une fois votre citron pressé, hâtez-vous de boire son jus ! La vitamine C se volatilise au contact de l'air. Préférez un contenant en bois, en verre ou de matière naturelle plutôt qu'un récipient en plastique, en aluminium ou en métal. Ces derniers peuvent altérer les propriétés et les ressources nutritionnelles du fruit.

Un taboulé acidulé

Grand-mère savait cuisiner un succulent taboulé ! Mais comment s'y prenait-elle ? Voici son secret : la dernière étape de sa préparation consistait à y verser dessus quelques gouttes de jus de citron. En plus de le réhydrater, elle lui donnait ainsi une note acidulée. D'une pierre deux coups !

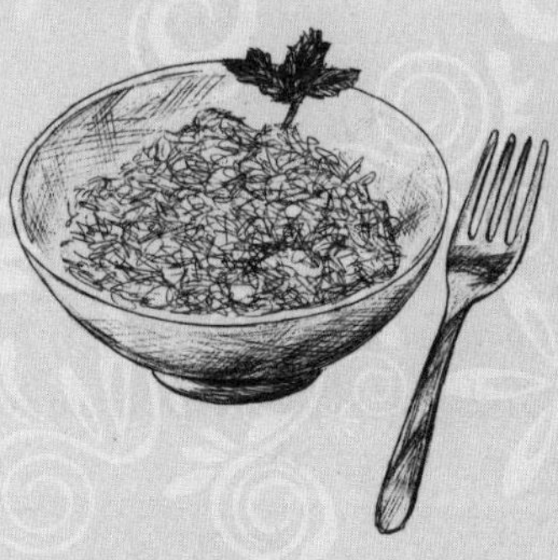

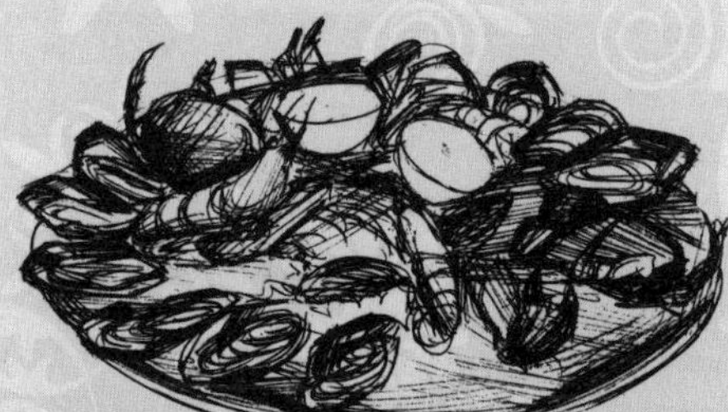

Des fruits de la mer

Quel fruit accompagnera le mieux vos coquillages, vos crustacés ou vos poissons ? Le citron pardi ! Vous relèverez leur saveur en les assaisonnant uniquement avec du jus de citron pur.

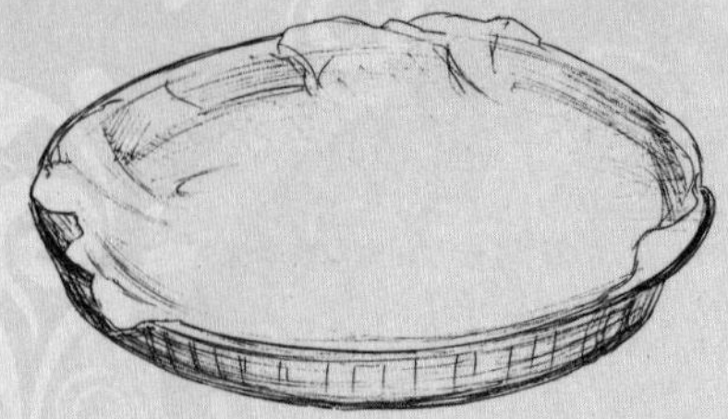

Une pâte brisée moelleuse

Nos grands-mères fabriquaient elles-mêmes leur pâte brisée. Leur petit truc en plus ? Ajouter à la préparation quelques gouttes de jus de citron. Son acidité dissout le gluten, protéine constituante de la farine. Ainsi la pâte formée était moins élastique, plus tendre et facile à utiliser.

Nappage au citron

Voici comment Mamie réalisait un succulent nappage au citron. Elle mélangeait le sucre glace avec le jus de citron, au fouet, énergiquement, jusqu'à obtenir une consistance pas trop liquide, mais ayant du tenant. Elle le versait ensuite sur son gâteau uniformément en s'aidant d'une spatule.

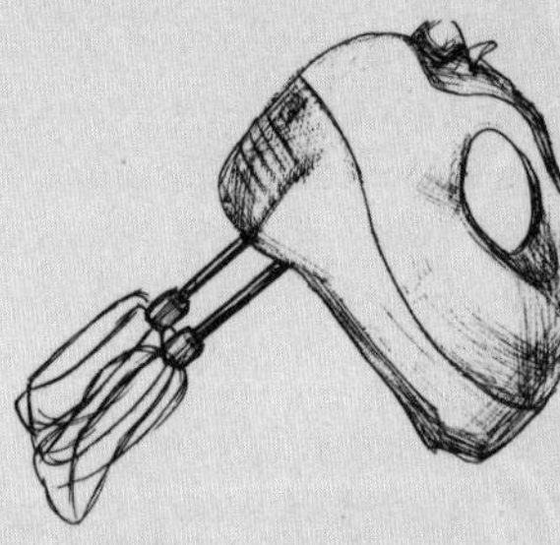

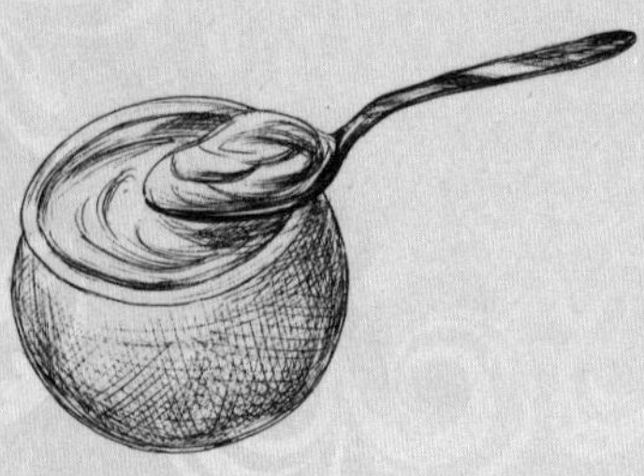

Fromage blanc maison

Grand-mère confectionnait elle-même son fromage blanc. Elle faisait chauffer ½ litre de lait, deux minutes dans une casserole – ou vingt secondes au micro-ondes. Elle y versait ensuite quelques gouttes de jus de citron. Puis elle plaçait le lait au réfrigérateur, recouvert d'un film plastique, toute une nuit. Le lendemain matin, le fromage blanc était prêt !

Adieu, les grumeaux

Vous en avez assez de touiller, encore et encore, pour ne pas laisser de grumeaux dans vos sauces ? Mamie connaissait la solution pour éviter ce désagrément. Elle ajoutait à ses préparations quelques gouttes de jus de citron. Pas un grumeau ne lui résistait ! Ses sauces étaient bien fluides et dotées d'une légère note acidulée.

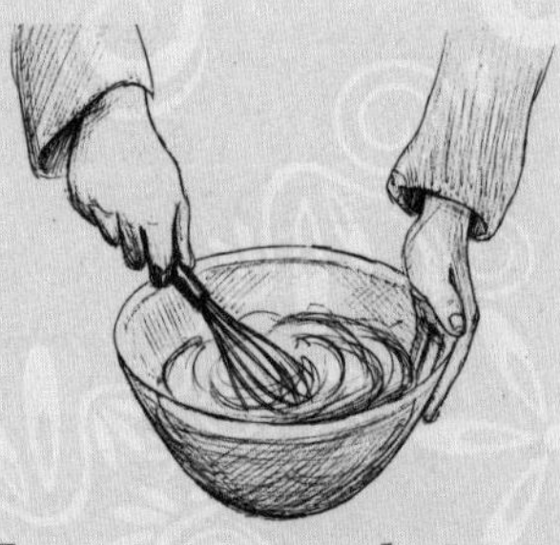

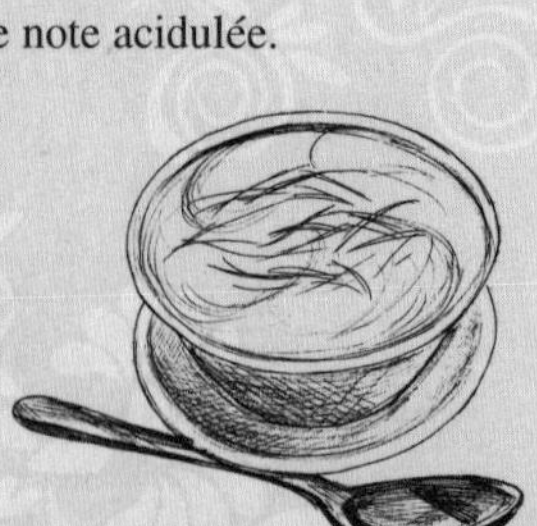

La crème sure de Mamie

La crème sure, autrement nommée « crème aigre », se caractérise par son acidité. Mamie vous livre sa recette : dans une casserole, elle mettait à chauffer (sans la faire bouillir) de la crème fraîche, à laquelle elle ajoutait le jus d'un demi-citron. Au bout de dix minutes, elle la retirait du feu. Puis la conservait au frais.

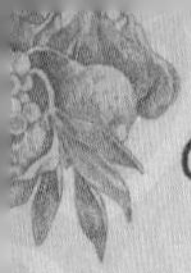

Carpaccio de bœuf

Mamie coupait d'abord sa viande en très fines tranches. Elle préparait ensuite la marinade : le jus de1 citron, 4 cuillères à soupe d'huile d'olive, 1 feuille de basilic hachée, du sel et du poivre. Badigeonnez la viande de ce mélange et laissez reposer au réfrigérateur pendant plusieurs heures.

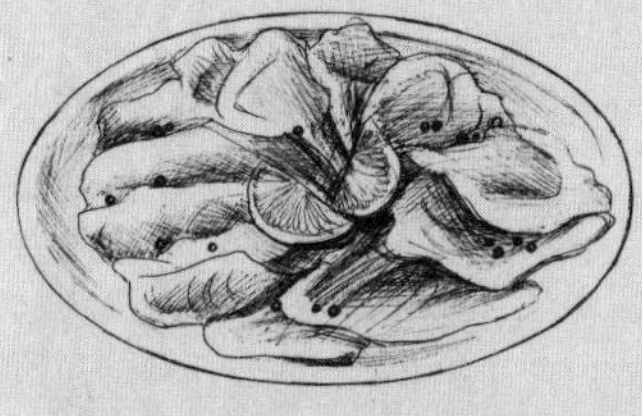

Carpaccio de saumon

L'ingrédient sans lequel ne peut être préparé un carpaccio de saumon ? Le citron ! Le poisson doit être découpé en tranches très fines. Optez pour du citron vert. Mélangez son jus avec un peu d'huile d'olive, de l'aneth, salez et poivrez. Laissez mariner les tranches dans ce mélange plusieurs heures ; le citron va « cuire » le poisson.

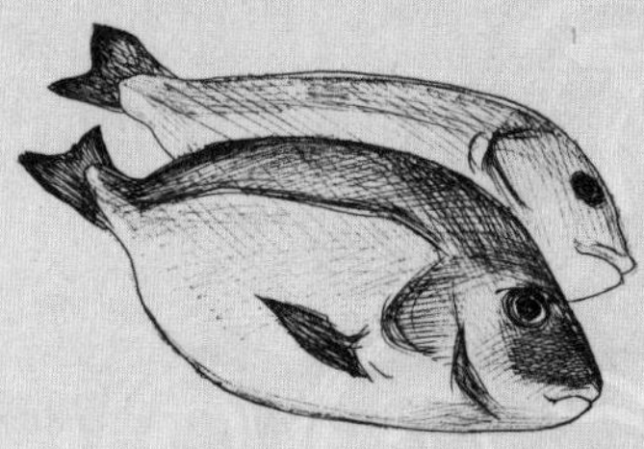

Du poisson en ceviche

Nos grands-mères péruviennes ont l'habitude de préparer leur poisson en ceviche. Elles font mariner le poisson cru dans un bain de jus de citron. L'acidité du citron va en quelque sorte cuire le poisson. Il est ensuite sorti de son bouillon et servi froid, la plupart du temps accompagné de patates douces et de maïs. Testez leur recette !

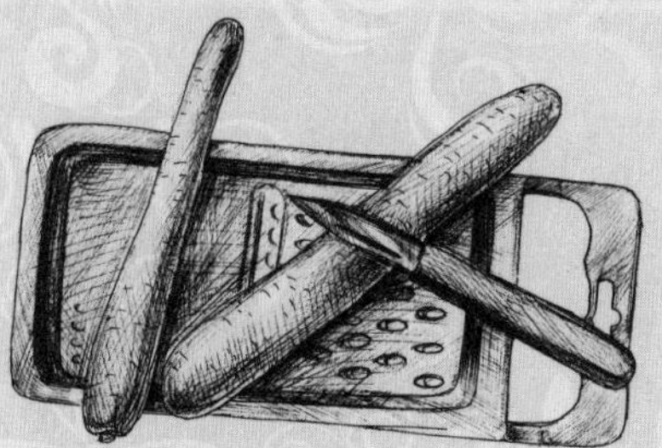

Carottes citronnées

Vous raffolez des carottes, mais seulement lorsqu'elles sont râpées ! Pensez à les arroser de jus de citron une fois qu'elles sont coupées, pour qu'elles conservent leur couleur orange et que leur goût ne s'affadisse pas. Ne tardez pas à les manger, celles-ci perdent de leurs vitamines à l'air libre. À vos fourchettes !

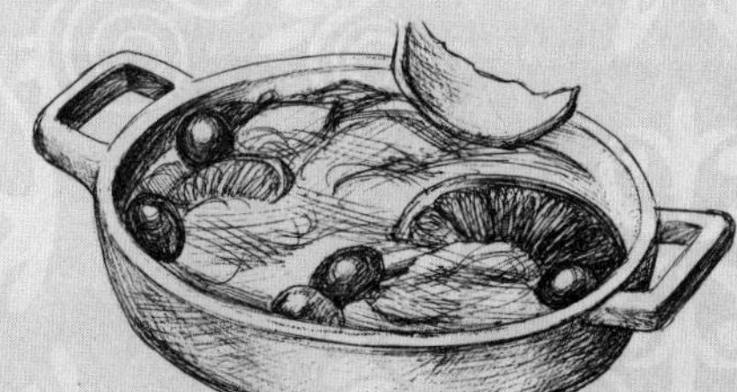

Blanquette de veau améliorée

Grand-mère préparait une délicieuse blanquette de veau. Vous vous êtes toujours demandé quel était son secret ? Le voici : une fois la viande préparée, elle ajoutait 1 cuillère à café de jus de citron à l'eau de cuisson. Les morceaux de viande en ressortaient tendres à souhait.

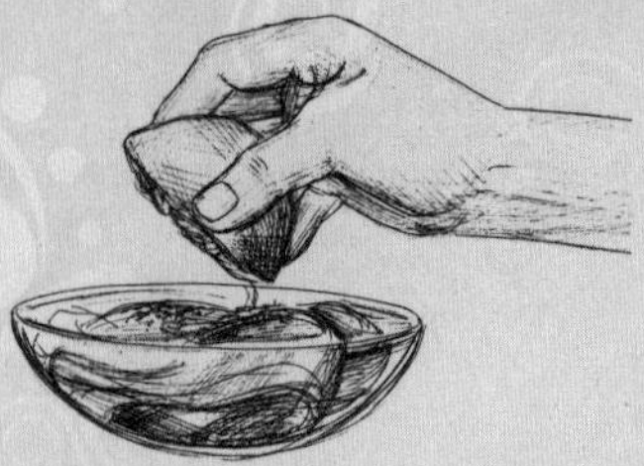

Une moutarde préservée

Bien que placée au réfrigérateur, dans son pot, le couvercle bien refermé, il se peut que la moutarde sèche en surface. Mais on peut compter sur Mamie, qui savait comment remédier à ce petit désagrément. Elle plaçait à l'intérieur du pot, directement sur la moutarde, une rondelle de citron. Et le condiment restait intact.

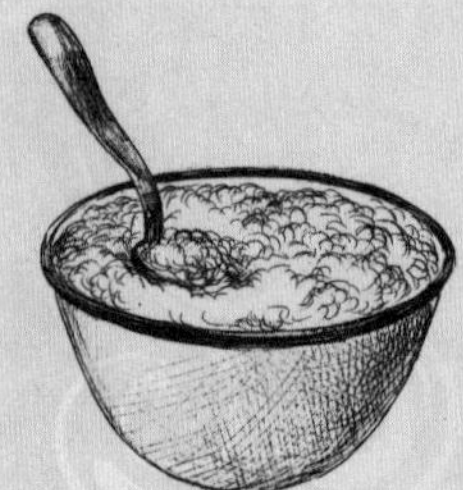

De l'eau du robinet fade

Il arrive que l'eau du robinet ait un drôle de goût. Celui-ci varie selon la région que l'on habite. Au lieu d'acheter de l'eau en bouteille, améliorez la saveur de l'eau sortant de votre robinet. II suffit de déposer, dans la carafe utilisée, des feuilles de menthe fraîches et quelques gouttes de jus de citron. L'eau sera ainsi légèrement aromatisée.

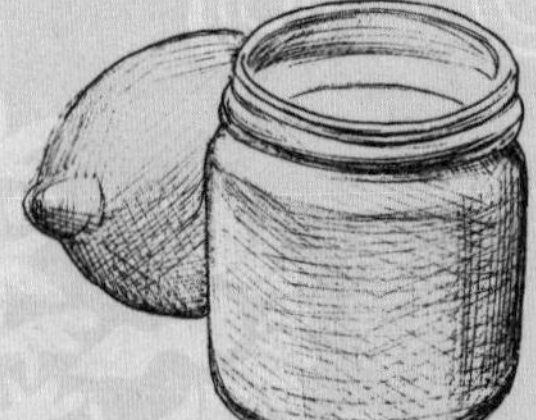

Assaisonnement citronné

Vous avez l'estomac sensible ? Ou peut-être suivez-vous un régime sans sel ? Difficile d'assaisonner vos plats ! Si vous souhaitez ne consommer ni vinaigre ni sel, optez pour le citron. Bien qu'il ait la réputation d'être acide, il n'est pas agressif pour l'estomac et facilite la digestion.

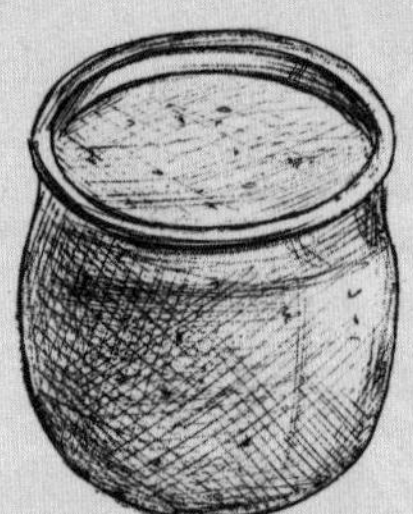

Du riz au lait parfumé

Lorsqu'elle préparait du riz au lait, Grand-mère y apportait sa touche. Quel était son secret ? Le citron pardi ! En confectionnant son mets sucré, elle y ajoutait 4 gouttes d'extrait de vanille et 2 gouttes d'huile essentielle de citron. Lisez bien les instructions avant d'utiliser les huiles essentielles.

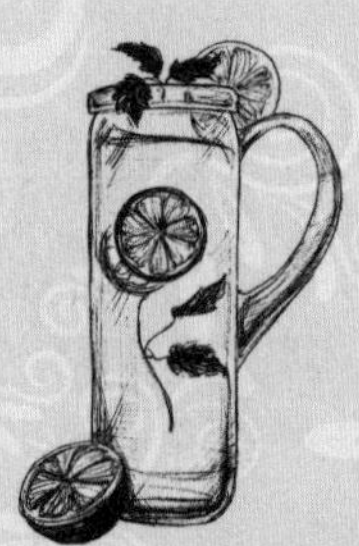

Yaourt au citron

Comment transformer vos yaourts nature fades, si vous ne souhaitez pas y ajouter du sucre ? C'est très simple ! Procurez-vous de l'huile essentielle de citron et versez-en 1 goutte dans votre yaourt. Mélangez : votre yaourt est prêt à être dégusté ! Lisez bien les instructions avant d'utiliser les huiles essentielles.

Huile pour accompagner le poisson

Pour rehausser la saveur du poisson, Mamie l'assaisonnait avec une huile aux agrumes. Mélangez 6 cl d'huile de colza avec 2 gouttes d'huile essentielle de citron, 2 d'orange douce et 1 de pamplemousse. Lisez bien les instructions avant d'utiliser les huiles essentielles.

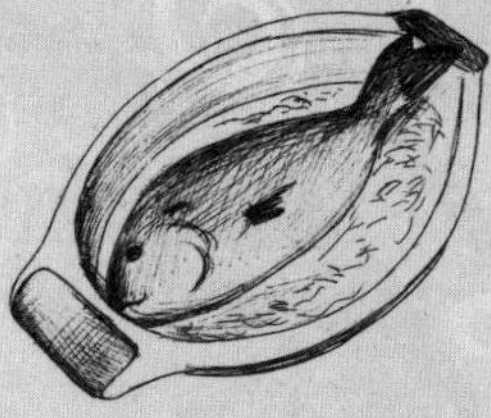

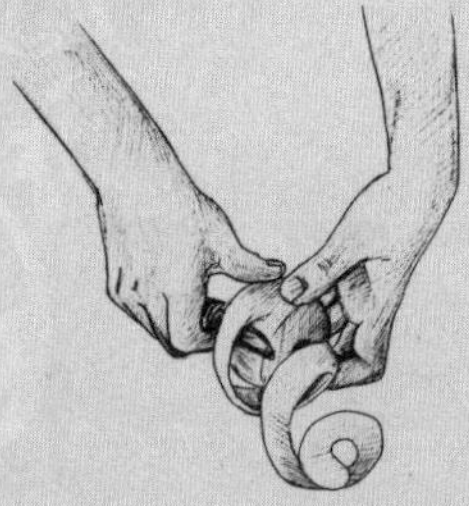

Des fruits intacts

Lorsque vous épluchez des fruits, pour en faire une salade ou une tarte, ils noircissent inévitablement quelques instants après. Grand-mère avait toujours un citron sous la main pour éviter ce désagrément. Elle arrosait ses fruits coupés de jus de citron. Ainsi, ils conservaient toutes leurs vitamines et leur belle couleur.

Concombres minceur

Vous adorez les concombres à la crème, mais ils pèsent un peu trop lourd sur la balance. Suivez la recette de Grand-mère pour préparer une crème plus digeste : mélangez 1 cuillère à soupe de fromage blanc avec un peu de jus de citron. Assaisonnez de sel et de poivre selon votre goût.

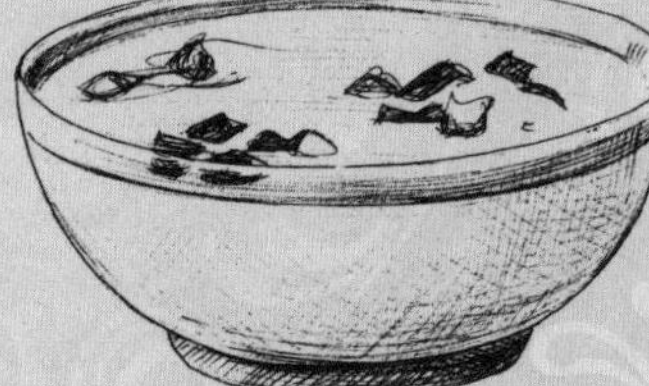

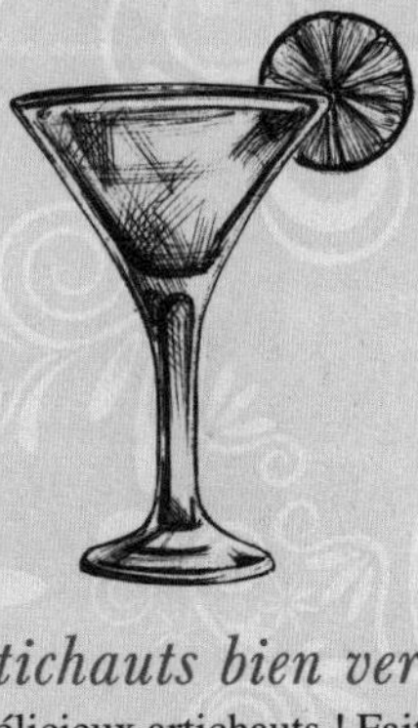

Des glaçons originaux

Ce soir, c'est cocktail au citron pour tout le monde ! Banane, fraise, cerise… ces fruits s'accompagnent à merveille d'une rondelle de citron. Évitez de les couper au dernier moment et, afin qu'elles tiennent bien sur le verre, pensez à les congeler en avance, dans du film plastique. Elles serviront à la fois de décoration et de glaçon !

Artichauts bien verts

Cuisinez de délicieux artichauts ! Faites-les tremper 2 heures dans de l'eau pour les purifier des restes de produits chimiques. Mettez-les dans une cocotte avec 4 cm d'eau dans laquelle vous ajouterez un filet d'huile d'olive et 2 cuillères à soupe de jus de citron, pour éviter que les fonds noircissent. Quand la soupape siffle, laissez cuire encore 15 minutes.

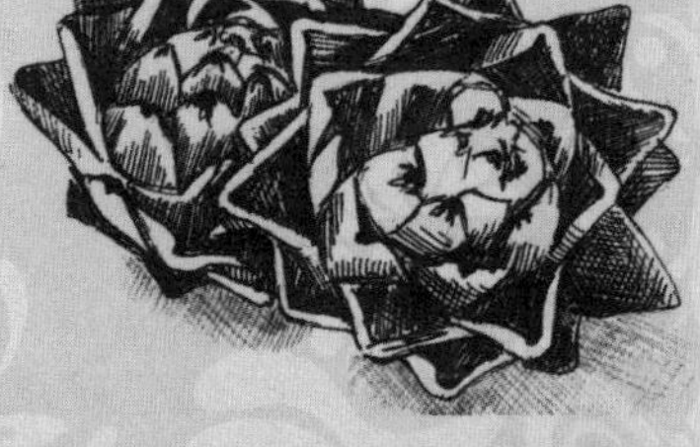

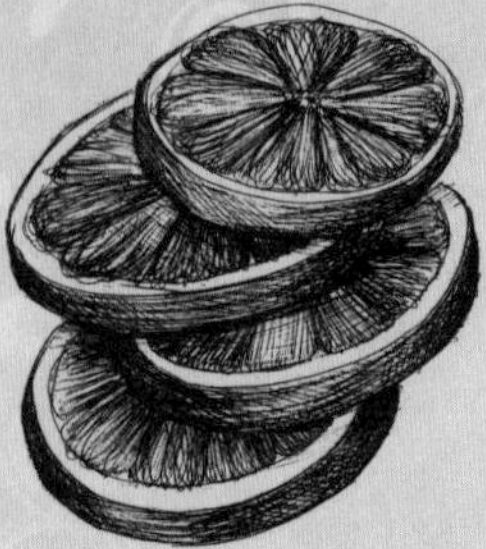

Atténuer l'acidité d'un citron

Les citrons sont des fruits très acides, ce n'est pas chose aisée de croquer dedans à pleines dents ! Mais son acidité est bénéfique pour la digestion, celle-ci stimulant les papilles digestives. Si vous souhaitez toutefois l'atténuer, il suffit de laisser tremper les citrons, découpés en rondelles, dans un récipient empli d'eau, pendant 24 heures.

Choisir son citron

Il y en a des tas au supermarché, mais lequel choisir ? Optez pour un citron jaune vif. Il doit être bien ferme et assez lourd. Un citron dont la couleur tire sur le vert sera plus acide. Un citron ayant la peau lisse, lustrée, fine et bien jaune, contiendra davantage de jus.

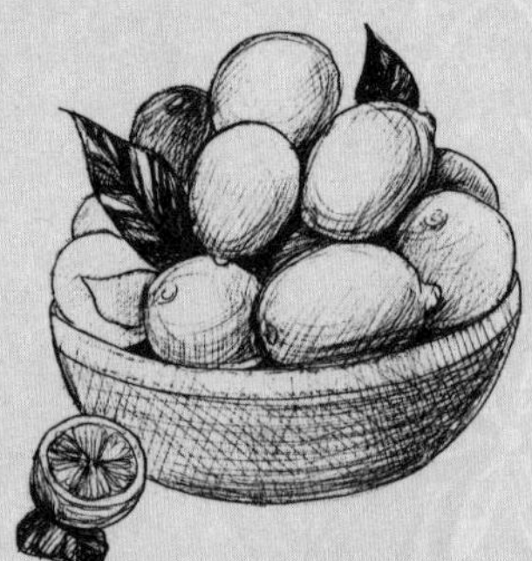

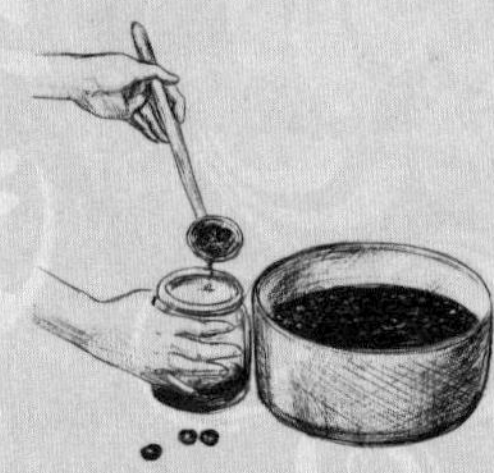

Trop d'eau dans ma confiture

Si les fruits ont fondu, ajoutez un peu de pectine ou un jus de citron et continuez à cuire. Si les fruits surnagent, sortez-les du feu, faites réduire le sirop à feu plus vif et réintégrez-les pour finir la cuisson.

Fraises bien parfumées

Les fraises de commerce sont en général bien colorées et calibrées, mais leur parfum est rarement à la hauteur. Vous renforcerez leur goût en versant dessus un trait de citron et un soupçon de vinaigre balsamique. Pensez à les sucrer et à les laisser reposer une demi-heure hors du réfrigérateur avant de les servir pour qu'elles aient le temps de donner un peu de jus.

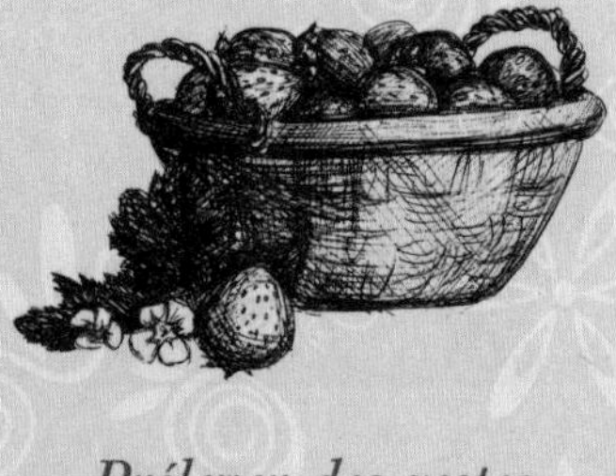

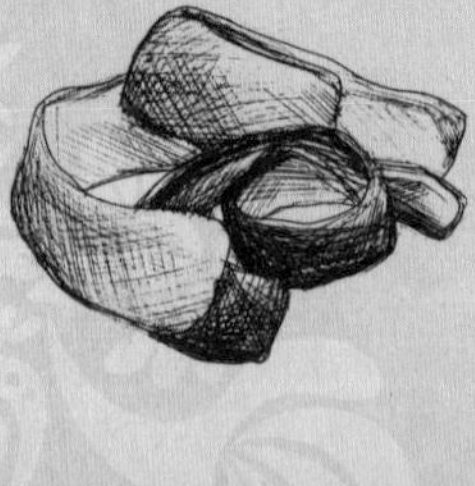

Prélever des zestes

Comment prélever au mieux des zestes de citron ? Pour éviter de vous blesser, mettez de côté le couteau et optez pour un zesteur, un épluche-légumes ou une râpe. Facilitez-vous la tâche et pensez à mettre vos citrons au réfrigérateur. Froids, les zestes se râpent beaucoup plus aisément.

Attendrir la viande blanche

La viande blanche, comme les blancs de poulet ou les escalopes de dinde, peut se montrer parfois un peu sèche. Faites-la mariner trente minutes dans un bain de jus de citron. Au bout de ce laps de temps, déposez-la sur du papier absorbant puis mettez-la à cuire. Goûtez : votre viande est tendre à souhait.

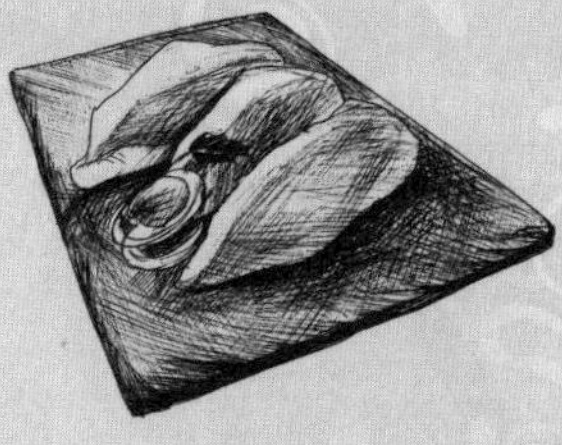

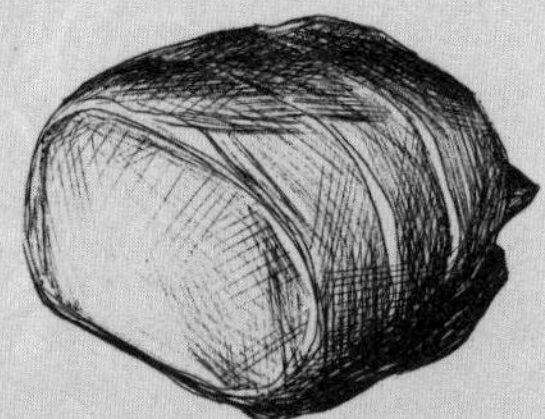

Un rôti bien doré

Grand-mère avait le don pour dorer son rôti de veau ! Son secret ? L'arroser de jus de citron avant de le faire cuire. Mieux encore, le badigeonner de jus à l'aide un pinceau lui donnera une jolie couleur dorée à la cuisson. Cela vaut également pour un poulet. Sa peau sera croustillante à souhait !

Barbecue citronné

Les barbecues en terrasse, l'été, il n'y a rien de mieux ! Grand-père savait s'occuper à merveille de la viande. Pour qu'elle soit bien tendre et pas trop sèche, il la faisait mariner une heure dans un mélange de jus de citron et d'huile d'olive. D'une pierre, deux coups : cela donnait aussi à la viande une note acidulée.

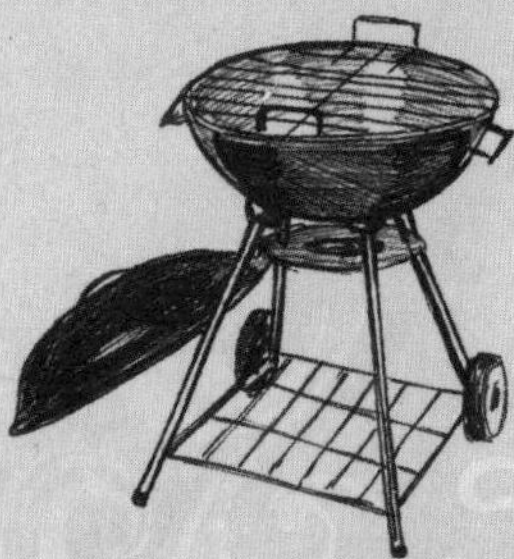

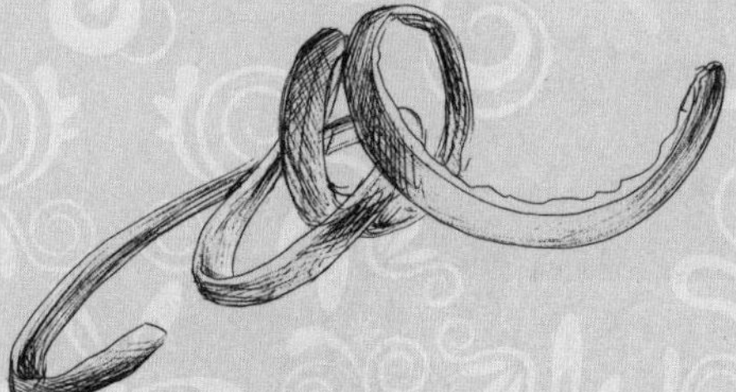

Atténuer l'amertume des zestes

La succulente recette que vous êtes en train de concocter nécessite des zestes de citron. Vous n'aimez pas l'amertume qu'ils dégagent ? Mamie sait comment l'atténuer. Ôtez la peau blanche se trouvant sous l'écorce. Puis plongez les zestes dans de l'eau bouillante, pendant trois minutes.

Des madeleines moelleuses

Les madeleines se dessèchent inévitablement, même si vous les conservez dans une boîte hermétique. Pour leur redonner un peu de moelleux, rien de tel que le citron. Faites chauffer un peu d'eau avec 2 cuillères à café de miel et le jus d'un citron. Imbibez les madeleines avec cette préparation à l'aide d'un pinceau. Dégustez !

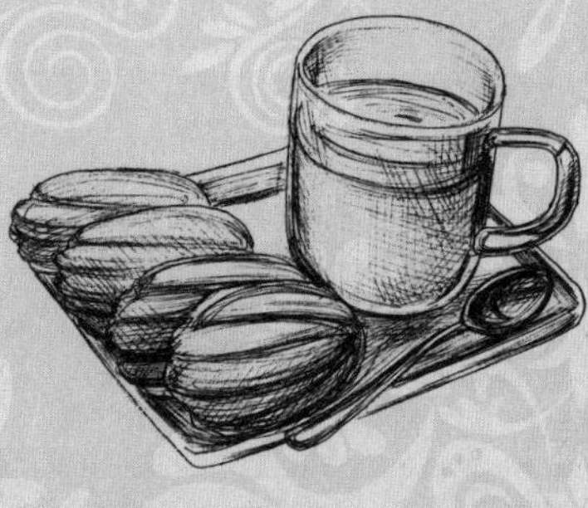

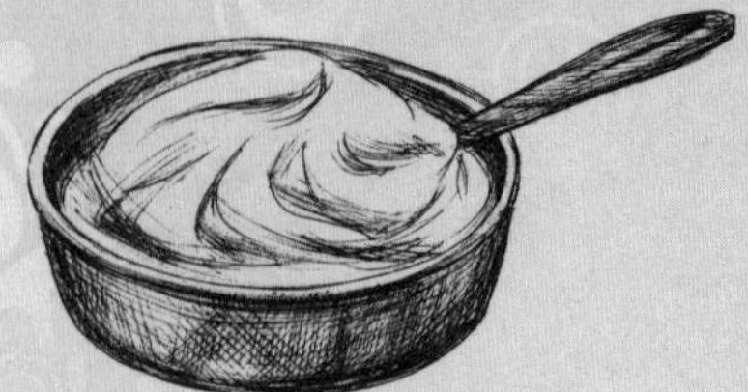

Une mayonnaise réussie

Si vous voulez réussir votre mayonnaise sans qu'elle tombe en cours de préparation, suivez la recette de Grand-mère. Elle déposait la moutarde et le jaune d'œuf dans un bol, salait et y versait une goutte de jus de citron. Puis elle battait le tout avec l'huile. Le citron garantit la tenue de votre mayonnaise et il évite que des grumeaux ne se forment.

Des légumes boostés

Nos grands-mères raffolaient des légumes verts, cueillis dans leur potager. Lorsqu'elles les préparaient, elles pensaient toujours à les assaisonner du jus d'un demi-citron. Celui-ci aide à l'assimilation par votre organisme du fer contenu dans les légumes. Et le citron vous apporte un peu de vitamine C !

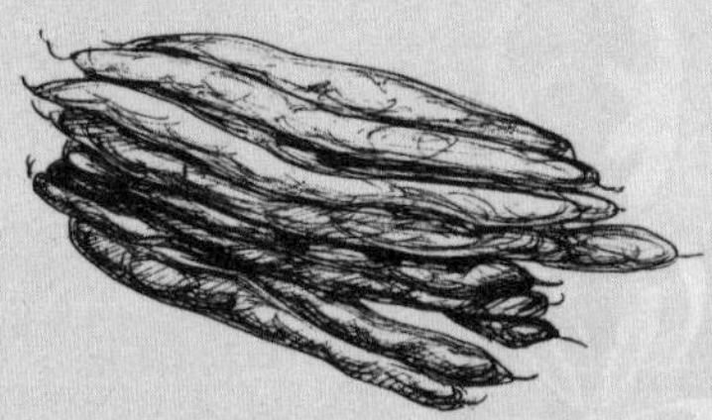

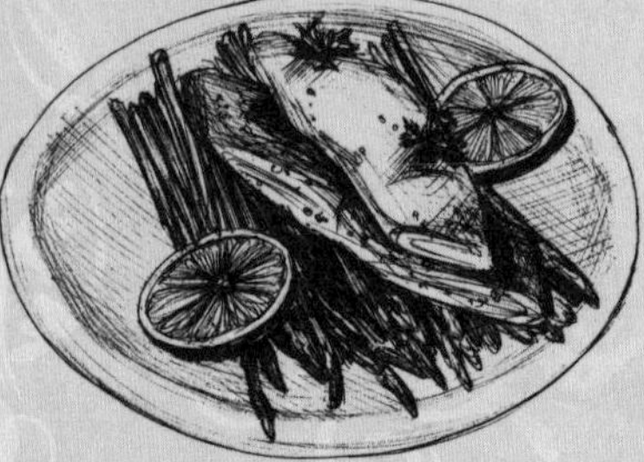

Régime de légumes

Les fêtes de Noël vous apportent leur lot de cadeaux mais aussi de kilos en trop ! Rien de tel qu'un petit régime aux légumes verts pour les faire fondre. Seulement, fini la noix de beurre ou le filet d'huile d'olive qui les accompagnait. Pour que vos plats ne restent pas fades pour autant, pensez au citron ! Il leur donnera une note acidulée.

Des plats égayés

Pensez à utiliser le citron de manière décorative dans vos plats. Vous pouvez les agrémenter de rondelles de citron, coupées elles-mêmes en deux ou en quatre. Le zeste fera aussi son petit effet : prélevez-le en tournant autour du citron pour réaliser de fines bouclettes. Elles donneront une touche de fantaisie et de couleur à vos mets.

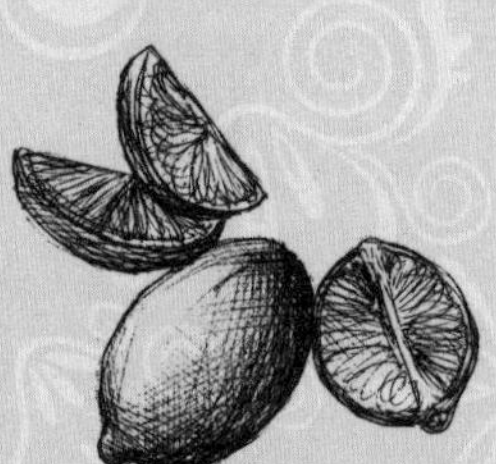

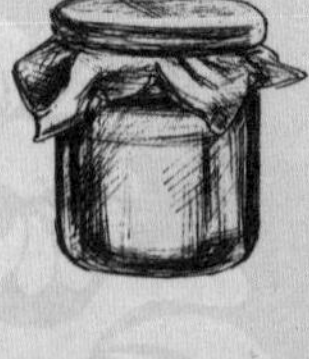

La confiture de Mamie

Mamie savait comment procéder pour réussir parfaitement sa confiture. Afin qu'elle prenne le mieux possible, elle ajoutait quelques pépins de citron à la préparation lors de la cuisson. Ils contiennent de la pectine, un gélifiant naturel qui réagit au contact de la chaleur et du sucre.

Le lemon curd de Mamie

Grand-mère mélangeait 100 g de beurre, 200 g de sucre, 3 œufs et le jus de 5 citrons dans une casserole. Faites chauffer à feu doux, puis fouettez jusqu'aux premières ébullitions. Retirez du feu et laissez refroidir : la crème va s'épaissir. Conservez dans un bocal au réfrigérateur.

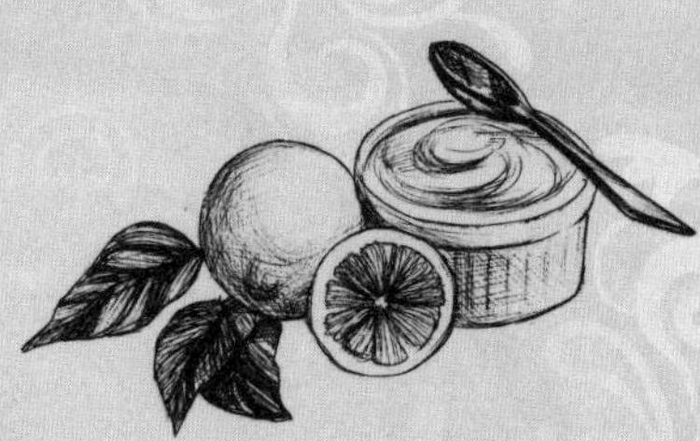

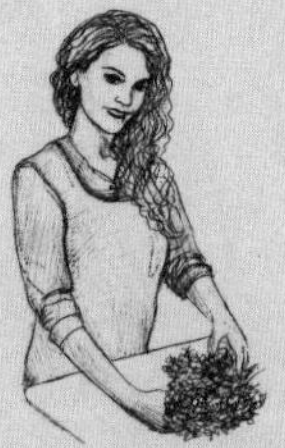

Plus de jus !

Mamie savait comment tirer le maximum de jus de son citron. Pour le presser, elle pensait à le sortir du réfrigérateur à l'avance. Ou elle lui faisait prendre un bain d'eau froide une nuit durant. Le lendemain, elle le faisait rouler dans ses mains pour le ramollir et écraser la pulpe. Le passer quinze secondes au micro-ondes aura le même effet.

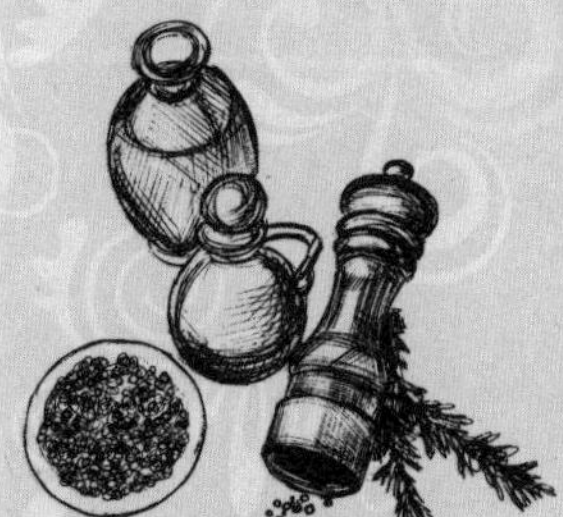

Cocktails givrés

Vous voulez étonner vos invités avec des cocktails fantaisie ? Préparez des verres givrés. Versez, dans une petite assiette, un peu de sucre en poudre. Passez un morceau de citron sur le bord de chacun des verres. Puis passez le bord dans le sucre, qui y restera collé. Laissez sécher. Pensez à mettre un peu de colorant dans le sucre pour varier les couleurs !

Nettoyer sa salade

Il est temps de cueillir vos salades toutes fraîches dans votre potager. Avant de les consommer, veillez à bien les nettoyer. C'est là que le citron intervient ! Passez-les sous l'eau claire et ajoutez à cette eau un peu de jus de citron. Il éradiquera les petites bêtes ainsi que tout microbe.

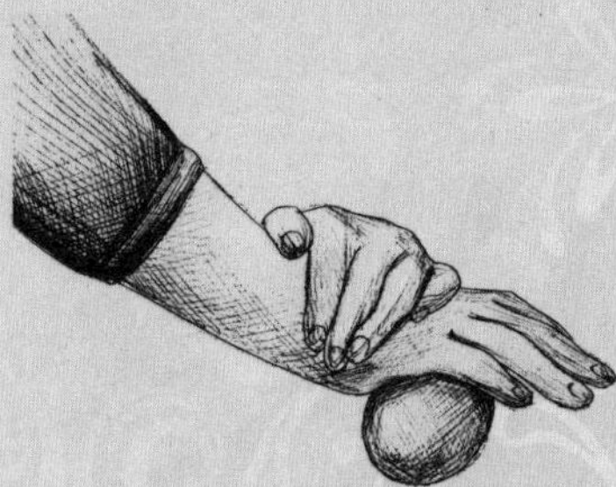

Vinaigrette citronnée

Le vinaigre, ce n'est pas votre tasse de thé. Seulement, une salade sans vinaigrette, c'est un peu fade. Réalisez une vinaigrette sans vinaigre… à base de citron ! Mélangez 10 cl d'huile d'olive, 6 cuillères à soupe de jus de citron, 1 cuillère à soupe de moutarde. Salez et poivrez à votre convenance.

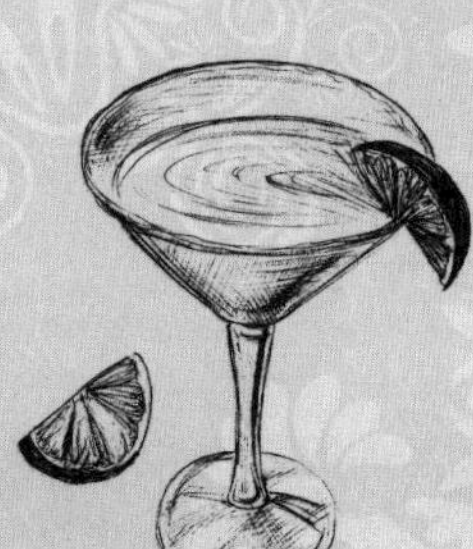

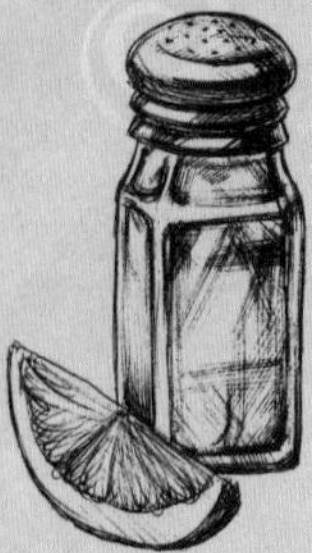

Du sel citronné

Grand-mère collectionnait les astuces pour agrémenter ses plats de manière originale ! Aromatisez votre sel avec du citron. Il suffit d'ajouter des zestes de citron séchés coupés en petits morceaux dans votre pot de sel. Laissez agir deux bonnes semaines. Une nouvelle façon d'assaisonner vos plats !

Un déglaçage facilité

Pour allonger le jus de cuisson d'une viande, Grand-mère déglaçait sa poêle avec du jus de citron. Les sucs attachés au fond, grâce à l'acidité du citron, se détachaient plus facilement ! En prime, il apportait une touche acidulée à sa sauce. D'une pierre, deux coups !

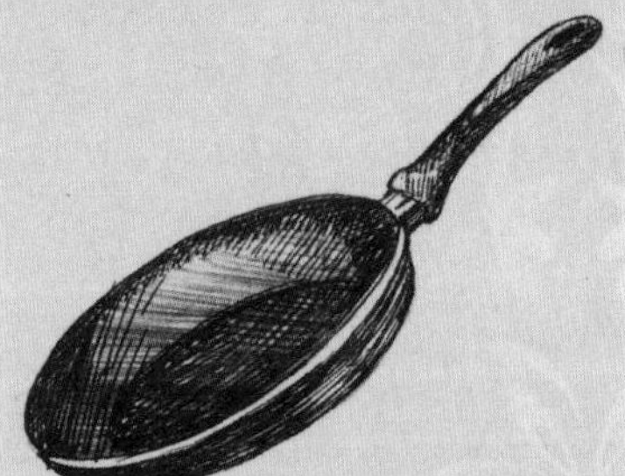

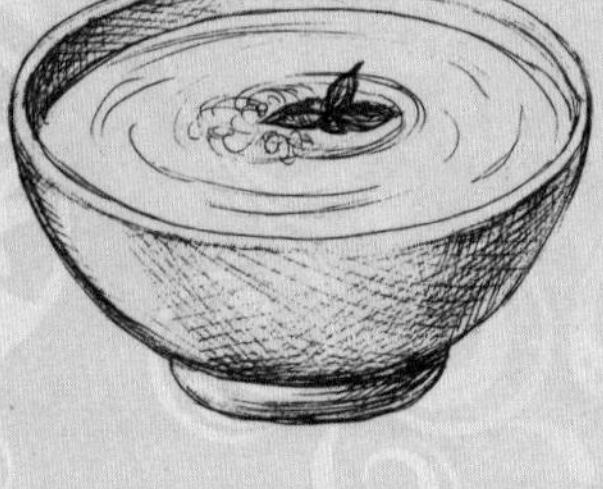

Un bouillon allégé

Mamie avait le don pour préparer un bon bouillon. Son petit plus ? Elle y ajoutait, en cours de cuisson, un morceau d'écorce de citron. Et elle n'oubliait pas de le retirer avant de servir le bouillon à ses invités ! Résultat : une petite touche acidulée, et surtout un mets plus digeste.

Chou-fleur citronné

Le citron va de pair avec le chou-fleur. Tout d'abord, avant la cuisson, pensez à arroser votre chou-fleur de jus de citron afin qu'il reste bien blanc une fois cuit. Pensez ensuite, pendant la cuisson, à mettre un morceau de citron dans la cocotte (ou dans la marmite). Ainsi, vous ne subirez pas l'odeur nauséabonde que le chou-fleur dégage.

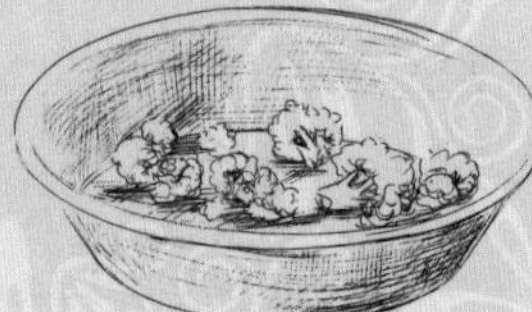

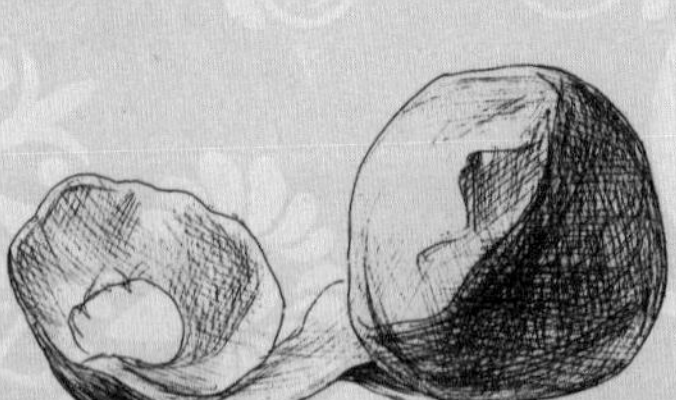

Conserver un citron pelé

Plongez-le dans un petit récipient empli d'eau, et placez-le au réfrigérateur. Il peut se conserver de cette manière durant deux semaines, à condition que vous changiez l'eau tous les jours.

Une crème dessert améliorée

Pourquoi ne pas l'agrémenter d'une touche acidulée afin de lui donner un peu d'originalité ? Ajoutez-y, lors de la préparation, 3 gouttes d'huile essentielle de citron. Attention à bien respecter les précautions d'emploi des huiles essentielles.

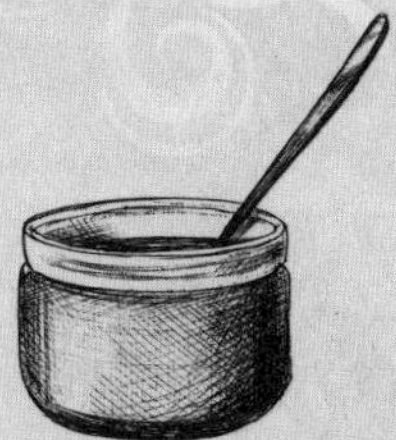

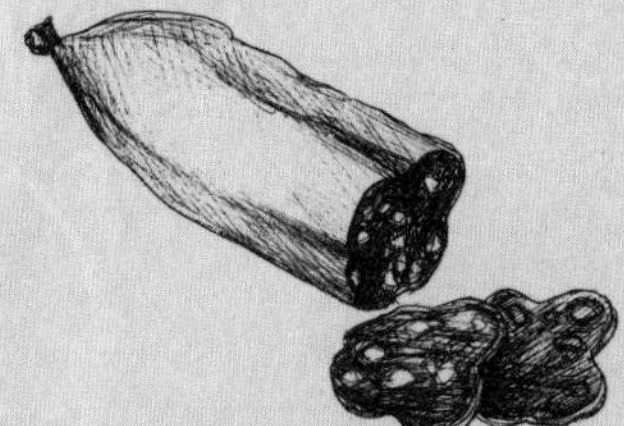

Du saucisson trop sec !

Vous entamez un saucisson et le replacez tel quel au réfrigérateur. Lorsque vous souhaitez en manger, la fois suivante, son extrémité est toute sèche ! Pour éviter que la partie entamée ne durcisse, couvrez-la d'une rondelle de citron, en la faisant tenir avec du film plastique.

Empêcher qu'un avocat noircisse

Une fois pelé et découpé, l'avocat s'oxyde et des taches noirâtres commencent à apparaître sur sa chair. Cela ne veut pas dire qu'il ne peut plus être mangé, mais ce n'est pas très appétissant ! Pour empêcher ce phénomène, arrosez-le d'un peu de jus de citron. Faites attention à ne pas avoir la main lourde, pour ne pas rendre votre plat trop acide.

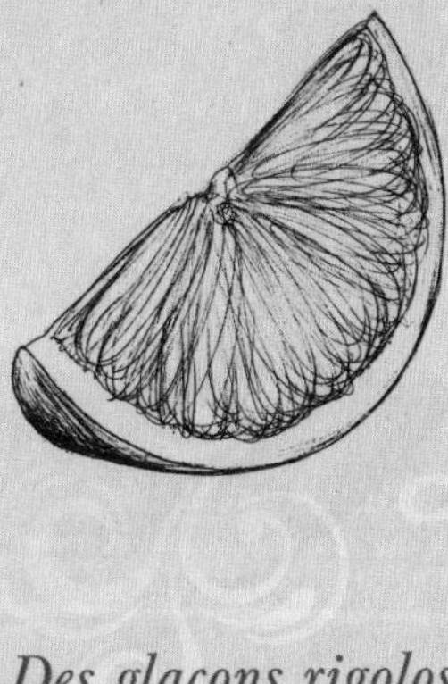

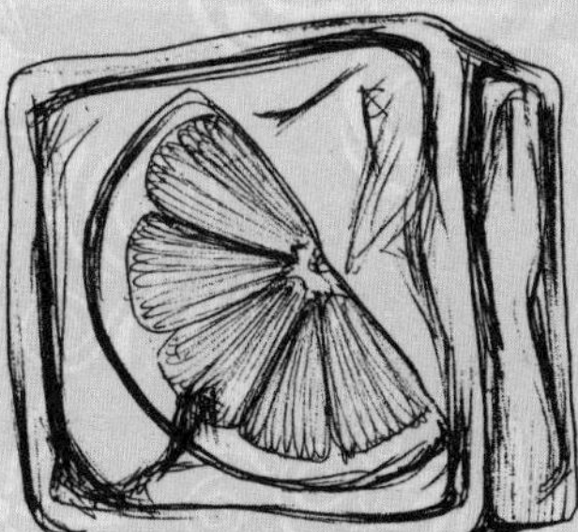

Des glaçons rigolos

Découpez un citron en rondelles. Divisez ensuite celles-ci en petits morceaux. Ils doivent être assez fins pour entrer dans votre bac à glaçons. Disposez-les dans chaque case et arrosez d'eau. Une fois congelés, vos glaçons seront non seulement aromatisés mais également décoratifs !

Un glaçage original

Assez du traditionnel glaçage sur vos gâteaux, à base de sucre glace et d'eau ? Nos aïeules en concoctaient un autre, voici leur recette : elles badigeonnaient leur gâteau de jus de citron, à l'aide d'un pinceau. Faites de même dans un second temps, avec un peu de miel. Et régalez-vous !

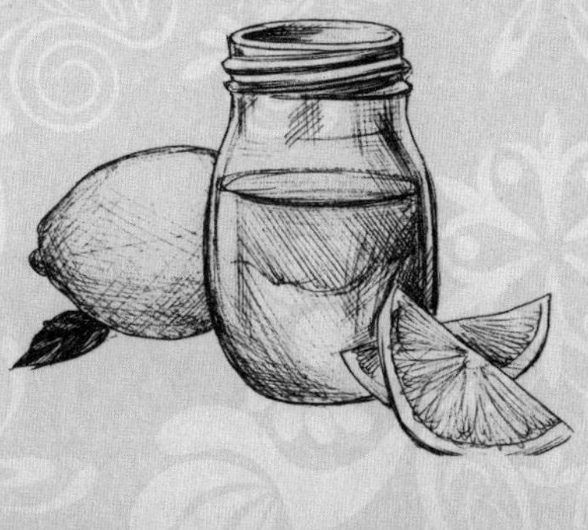

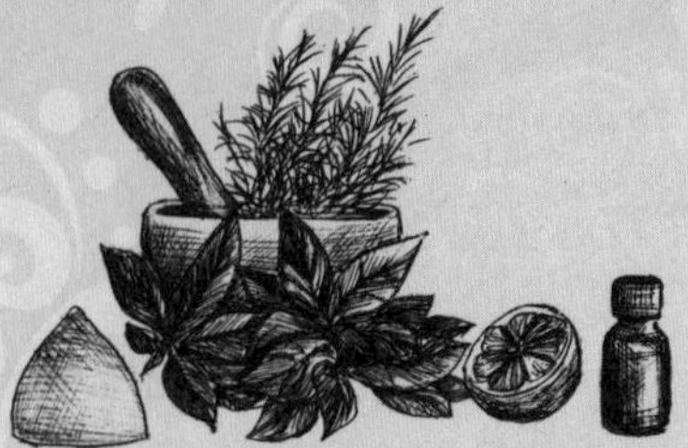

Huile d'olive citronnée

Vous souhaitez parfumer votre huile d'olive ? Utilisez de l'huile essentielle de citron plutôt que du jus pur. Dans une bouteille d'huile d'olive d'1 litre, 2 gouttes d'huile essentielle de citron suffiront à en rehausser le goût. Vous pourrez ainsi aromatiser vos plats d'une touche citronnée. Attention à bien respecter les précautions d'emploi des huiles essentielles.

Une salade de fraises

Les fraises font partie des fruits qui s'abîment vite et qui ne se gardent pas bien longtemps. Mamie les mangeait de préférence dans la journée même. La cueillette a été bonne ? Tellement que vous ne finirez pas tout aujourd'hui ? Préparez donc une salade avec ce qu'il en reste. Arrosez-les de jus de citron, saupoudrez-les d'un peu de sucre, couvrez et placez au réfrigérateur.

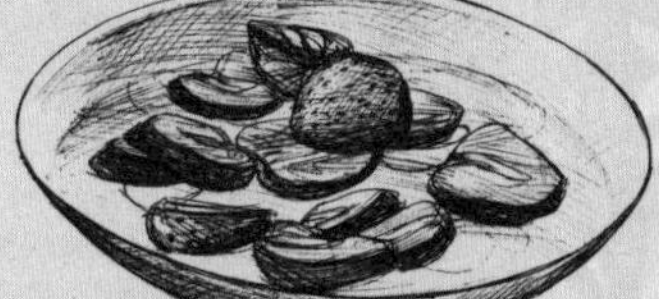

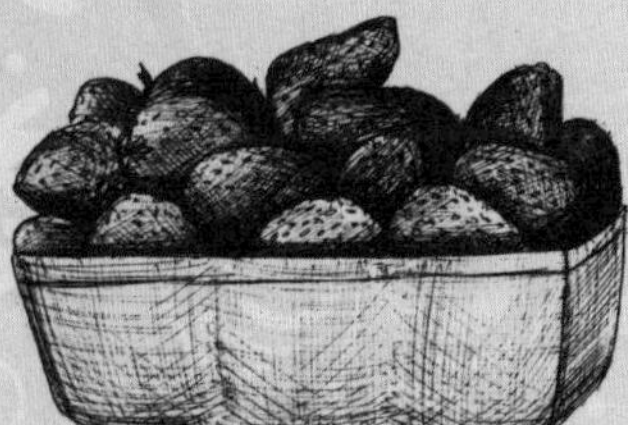

Nettoyer les fraises

Que vous les ayez achetées au marché ou que vous les ayez cueillies vous-même dans votre jardin, vous devez nettoyer vos fraises pour enlever tout reste de pesticide. Surtout, ne les passez pas sous l'eau ! Cela altérerait leur saveur. Optez plutôt pour le citron : aspergez vos fraises de son jus. Il en préservera le goût.

Éviter l'oxydation des crudités

Vous avez préparé un délicieux repas pour ce soir. En entrée, assiette de crudités. Mais quand vous vous apprêtez à les servir, elles font grise mine. Pour empêcher que les crudités ne s'oxydent, vous penserez, la prochaine fois, à les arroser d'un filet de jus de citron. Elles en seront également plus digestes.

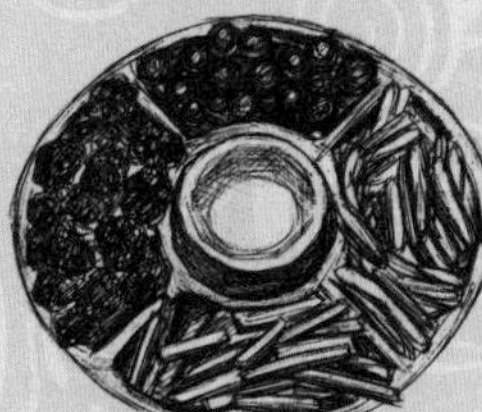

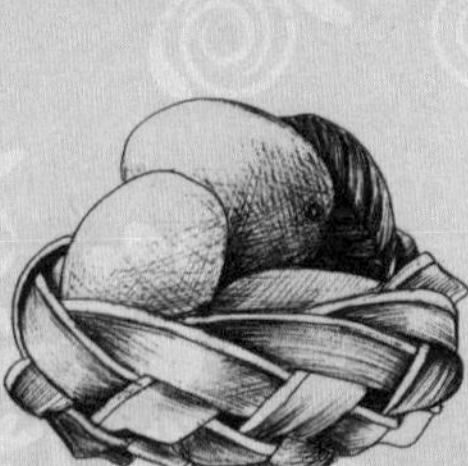

Des fruits qui durent

Avec Mamie, fini le gâchis : si vous placez vos fruits frais dans une corbeille, pensez à y mettre en son milieu un citron. Il ralentira le vieillissement des fruits qui se conserveront ainsi plus longtemps.

Pas d'aluminium

Le citron et l'aluminium ne font pas bon ménage. L'acidité du citron rendrait le papier aluminium neurotoxique. Il est donc préférable d'opter pour du papier sulfurisé, si vous devez emballer un citron coupé par exemple, ou lors de préparations de papillotes au four.

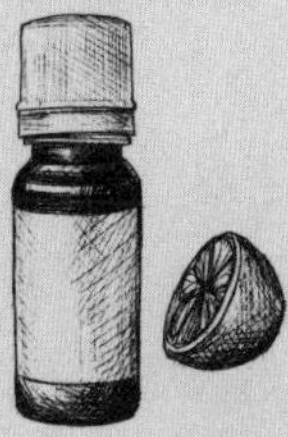

Préserver un citron entamé

Un citron entamé se dessèche assez vite. Si vous souhaitez le faire durer un peu plus longtemps, au lieu de le couper en deux, percez-y des petits trous à l'aide d'une fourchette. Vous pourrez de cette manière récolter son jus. Et aucun risque que les pépins ne tombent dans votre verre !

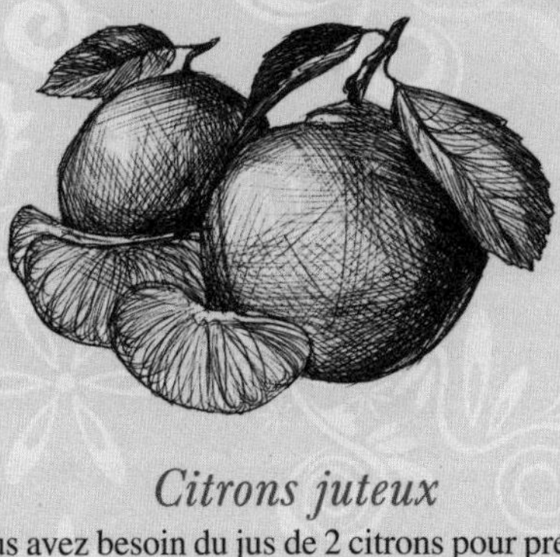

Citrons juteux

Vous avez besoin du jus de 2 citrons pour préparer un mets et il ne vous en reste qu'1 dans le frigo ? Pas de panique, pressez votre citron et récupérez son jus. Rajoutez-lui un peu d'eau et 1 cuillère à café de bicarbonate de soude. Vous obtiendrez ainsi un jus moins acide, avec la quantité que spécifiait votre recette.

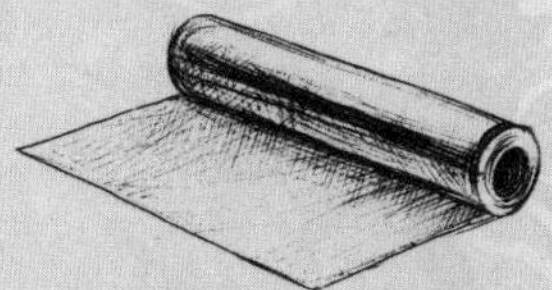

Laitage citronné

Le lait et le citron sont vos deux péchés mignons. Seulement, il est déconseillé d'allier les deux. L'acidité du citron peut faire tourner le lait. Si vous ne voulez pas être malade toute la journée, préférez l'huile essentielle de citron pour aromatiser votre bol de lait : 2 gouttes suffiront. Attention à bien respecter les précautions d'emploi.

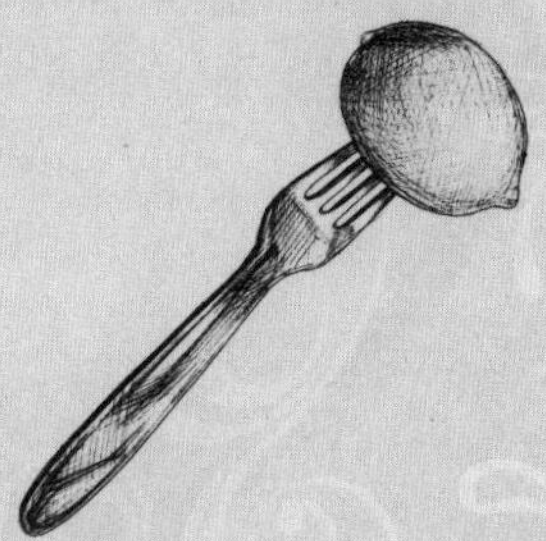

Des carottes râpées diététiques et vitaminées

Pour toutes et celles et ceux qui surveillent leur ligne, voici une astuce savoureuse pour des carottes incomparables. Renoncez à l'éternel filet de jus de citron censé remplacer la vinaigrette. Préférez-lui un jus d'orange ou de clémentine. En plus, vous ferez au passage le plein de vitamine C.

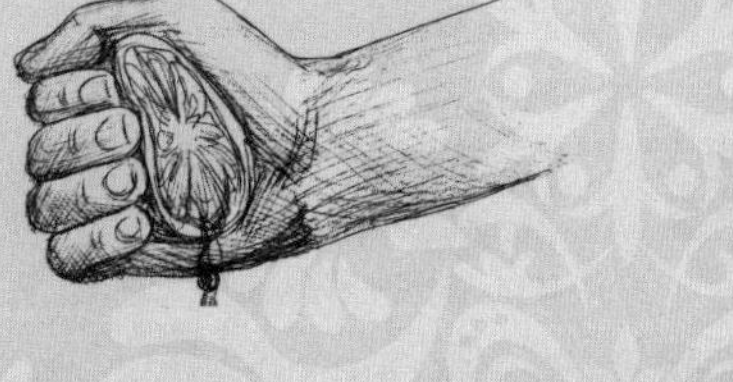

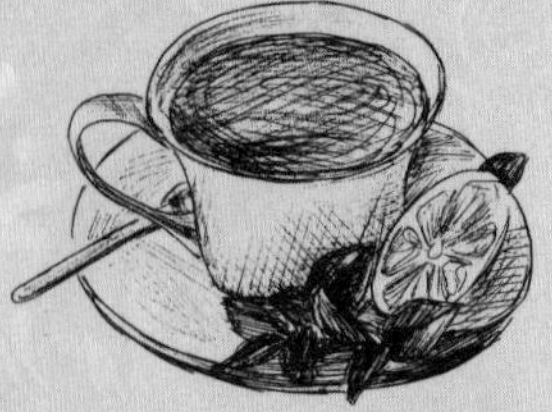

Thé au citron

Vous aimez le thé au citron, mais vous avez du mal à le digérer ? Ne vous interdisez pas d'en boire ! Mamie a la solution : rajoutez 1 cuillère à café de bicarbonate de soude dans votre tasse. Vous réduirez ainsi l'acidité de votre breuvage, souvent responsable des remontées acides.

Presser un citron sans presse-citron

Malheur ! Vous voulez presser un citron mais vous n'avez pas de presse-citron ! Pas de panique, voici une astuce toute simple pour vous sortir de ce mauvais pas. Coupez le citron en deux et plantez une fourchette en plein milieu, côté chair. Il ne vous reste plus qu'à faire des rotations d'un côté puis de l'autre.

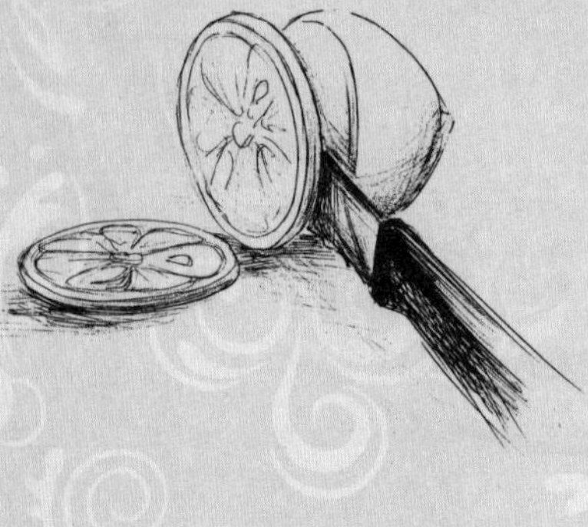

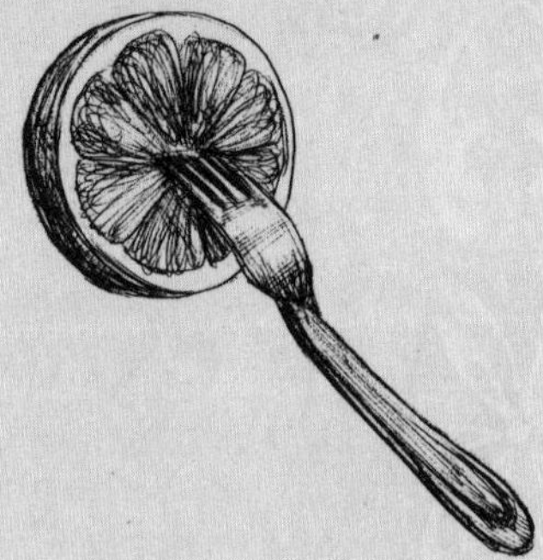

Conserver la moutarde

Une fois que le pot de moutarde est entamé, vous n'en consommez pas tous les jours. Et il se forme une couche de moutarde séchée en surface. Pour y remédier, placez une rondelle d'orange ou de citron sur le dessus. Et pensez à la renouveler régulièrement. Ainsi, la moutarde ne séchera plus.

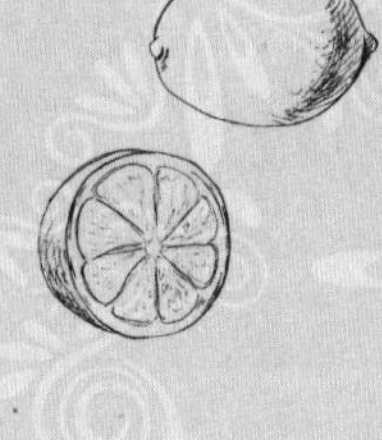

Remplacer du jus de citron

Vous n'avez plus de citron sous la main ? Comment agrémenter votre thé ? Remplacez les quelques gouttes de jus de citron par 1 goutte de vinaigre de cidre. En cuisine, remplacez 1 cuillère à café de jus de citron par un quart de cuillère à café de vinaigre de vin.

Conserver un citron entamé

Il vous arrive souvent de n'avoir seulement besoin que de la moitié d'un citron. Que faire de l'autre ? Pour ne pas qu'elle s'abîme, entreposez-la dans une coupelle remplie de vinaigre de vin, au réfrigérateur. Pensez toutefois à la consommer dans les 2 jours.

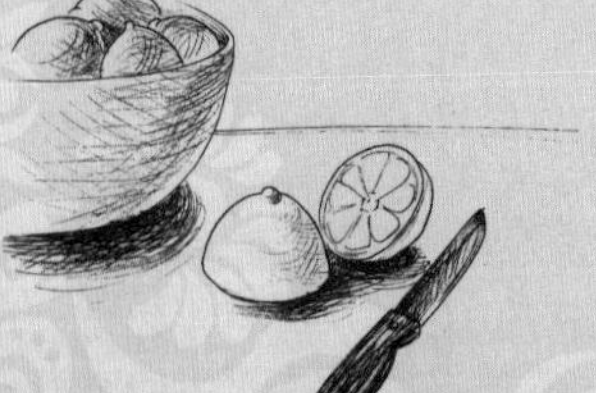

Rafraîchir la salade

Votre salade fait grise mine ? Avant de la préparer, mettez-la à tremper pendant une bonne demi-heure dans un saladier rempli d'eau additionnée de jus de citron que vous placerez au réfrigérateur. Elle retrouvera son croquant et sa fraîcheur.

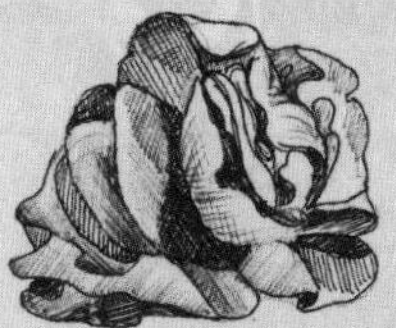

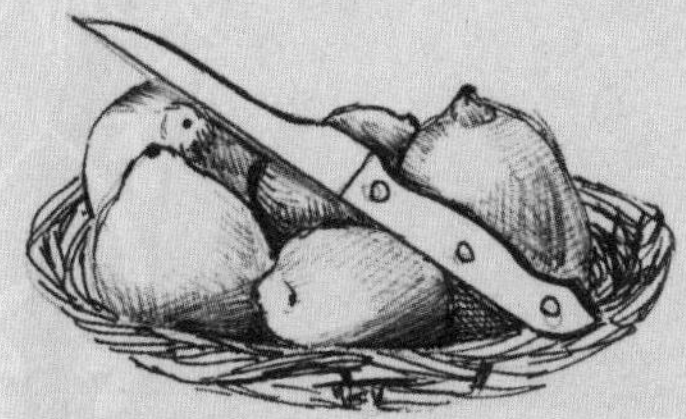

Conserver un citron déjà utilisé

Ne coupez plus le citron, percez-le : lorsque vous coupez un citron pour en extraire le jus, la moitié de fruit, même conservée au réfrigérateur, sèche et se racornit vite. Vous aurez moins de peine à conserver le citron si vous lui faites simplement quelques entailles. Il sera facile d'en extraire le jus et, autre avantage, les pépins ne tomberont pas.

Artichaut sans taches

Pour éviter que les artichauts ne prennent une vilaine teinte, badigeonnez le haut du légume (là où la tige a été coupée) de jus de citron et versez également un grand trait de jus de citron dans l'eau de cuisson.

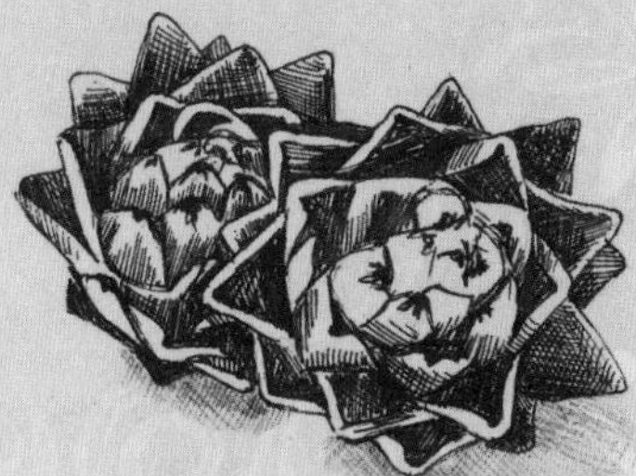

Préserver l'aspect des champignons

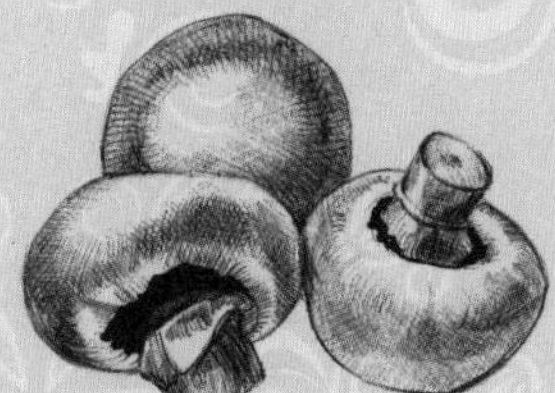

Les champignons ne doivent jamais être tranchés par avance car ils noircissent rapidement. Le seul moyen d'éviter qu'ils ne colorent est de les arroser de jus de citron. Il n'est pas aisé de trouver le juste dosage : en trop faible quantité, le jus de citron sera inefficace mais en excès, il altérera la saveur de vos ingrédients.

Des blancs bien fermes

Certaines recettes, comme la mousse au chocolat de grand-mère, nécessitent des blancs montés en neige bien ferme. Pour cela, nos aïeules n'avaient qu'un seul secret : elles utilisaient impérativement des œufs à température ambiante et leur ajoutaient une goutte de jus de citron. À vos fouets !

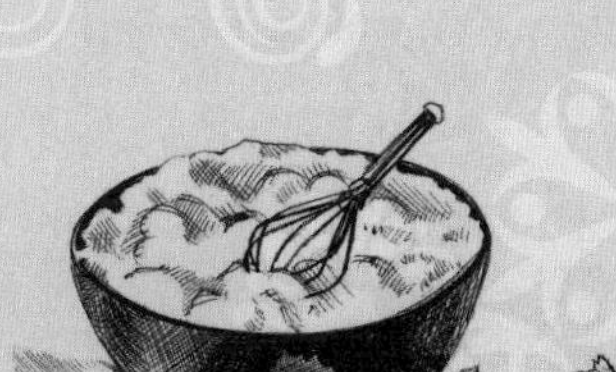

Beauté

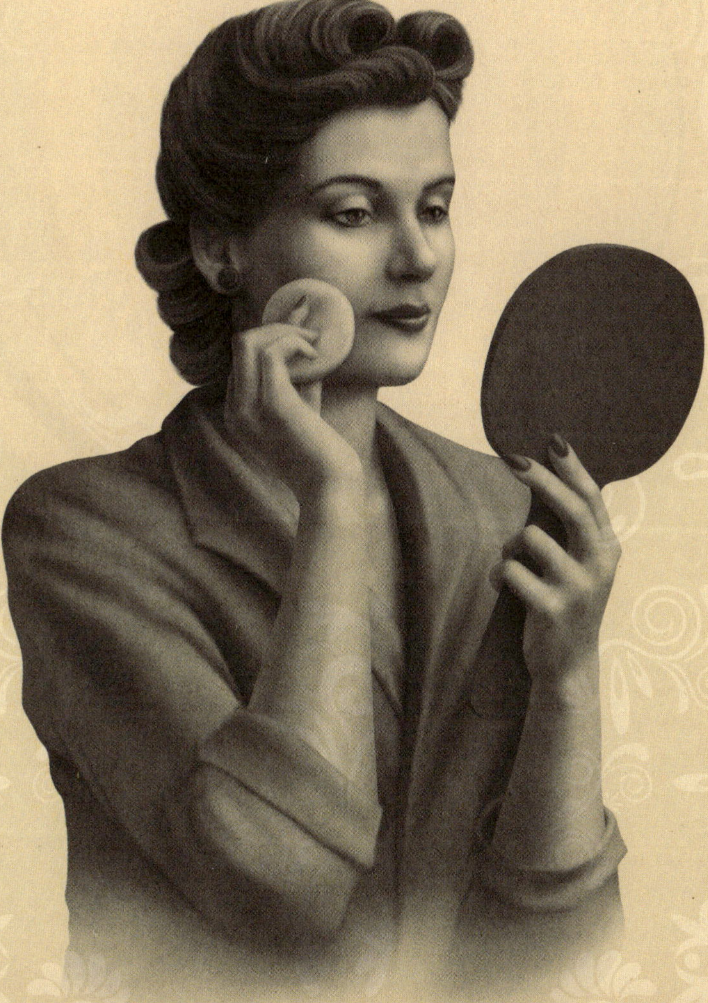

Le citron, l'allié beauté de Mamie

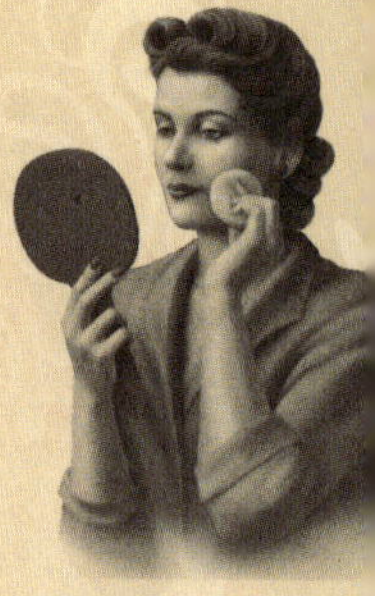

S'il existe un ingrédient que Grand-mère avait toujours à portée de main, c'est bien le citron. La raison : il est LE produit qui fera des miracles sur votre peau. Il agit aussi bien de l'intérieur que de l'extérieur. Soins du corps, gommages, lotion tonique, démaquillant... ce petit fruit jaune est la base de nombreux soins cosmétiques.

Gommage corporel

Retrouvez une peau douce et soyeuse avec le gommage maison de Grand-mère. Mélangez énergiquement le jus de 1 citron avec 2 cuillères à soupe de sucre roux et 1 cuillère à café d'huile de macadamia. Mouillez votre corps et massez-vous avec cette mixture en faisant des gestes circulaires. Renouvelez l'opération 2 fois par semaine.

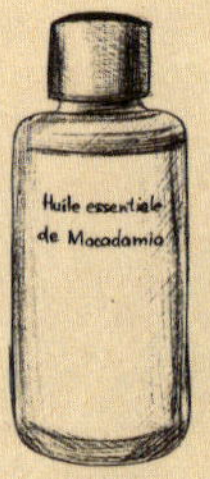

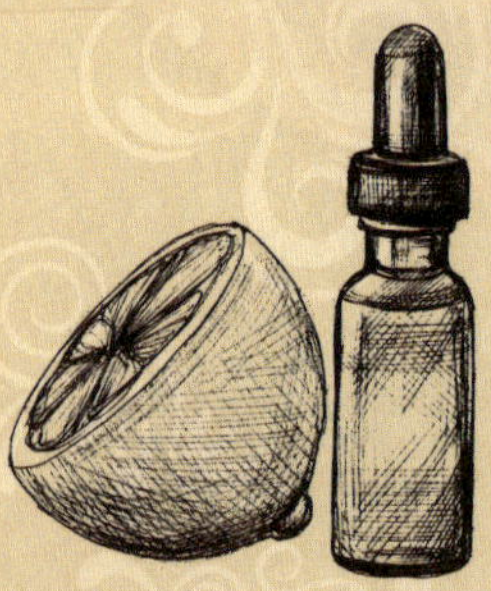

Shampooing antipelliculaire

Vous n'avez pas le temps de fabriquer des soins maison pour chasser vos pellicules ? Pas de panique, pensez à l'astuce de nos grands-mères. Ajoutez 5 gouttes d'huile essentielle de citron à votre flacon de shampooing habituel. Il deviendra ainsi un prodigieux produit antipelliculaire. En prime, il sera citronné à souhait ! Lisez bien les instructions avant d'utiliser les huiles essentielles.

Rouge à lèvres naturel

Vous avez oublié votre rouge à lèvres fétiche ? Pas de panique : frottez énergiquement durant cinq minutes votre bouche avec une rondelle de citron. Celle-ci activera la circulation sanguine et vous fera une bouche bien rouge. Ni vu ni connu, vous aurez des lèvres à croquer !

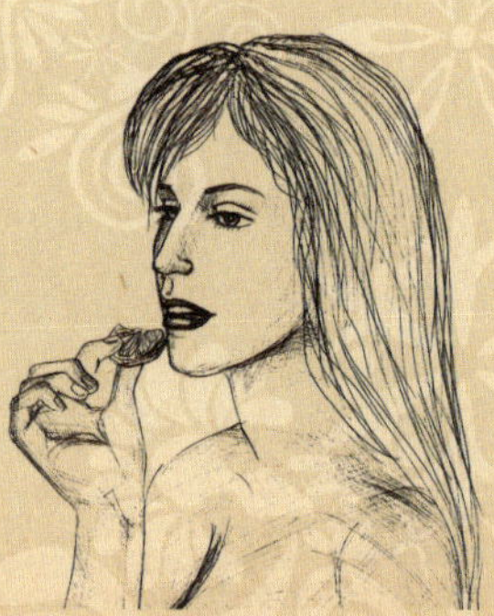

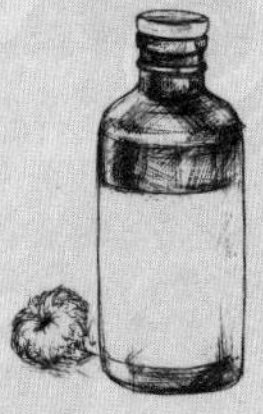

Un tonique maison

Portez à ébullition 10 cl d'eau de rose. Retirez du feu et ajoutez les zestes d'un citron coupés fins ainsi que son jus. Couvrez et laissez reposer. Le lendemain, filtrez et transvasez dans une fiole hermétique. Imbibez-en 1 coton et passez-le sur votre visage en évitant les contours des yeux.

Bain drainant

Quoi de mieux qu'un bain 2 en 1, qui détend tout en affinant la silhouette ? Hachez 100 g de feuilles de lierre dans 1 litre de vinaigre de cidre bouillant. Ajoutez le jus de 1 citron et laissez macérer six heures, avant de verser le tout dans votre eau de lavage. Vingt minutes plus tard, vous serez parfaitement raffermie et détendue. D'une pierre, deux coups !

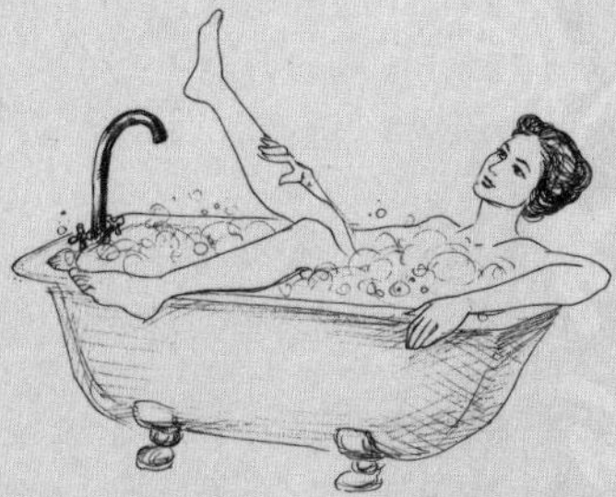

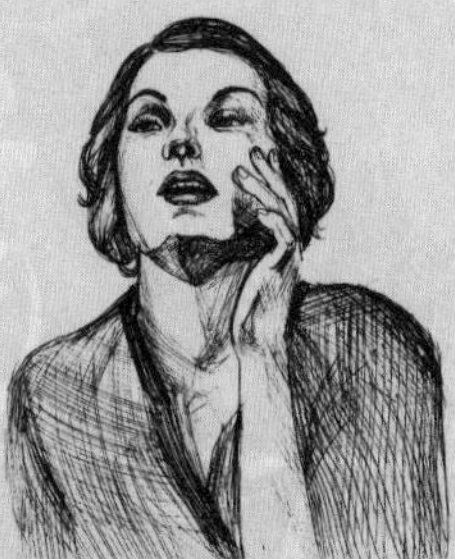

Soin antirides

La forte concentration en vitamine C du citron en fait un instrument efficace de lutte contre le relâchement cutané. Faites chauffer la même quantité de crème fraîche et de lait dans une casserole. Ajoutez 2 rondelles de citron. Couvrez et laissez refroidir 3 heures. Appliquez sur votre visage en évitant le contour des yeux et laissez agir 30 minutes. Retirez l'excédent à l'aide d'un gant mouillé.

Démaquillant express

Mélangez à parts égales de la vaseline et de l'huile d'amande douce avec le jus d'un citron. Secouez : votre lotion est prête. Imbibez-en un coton et passez-le sur votre visage en prenant soin d'éviter le contour des yeux.

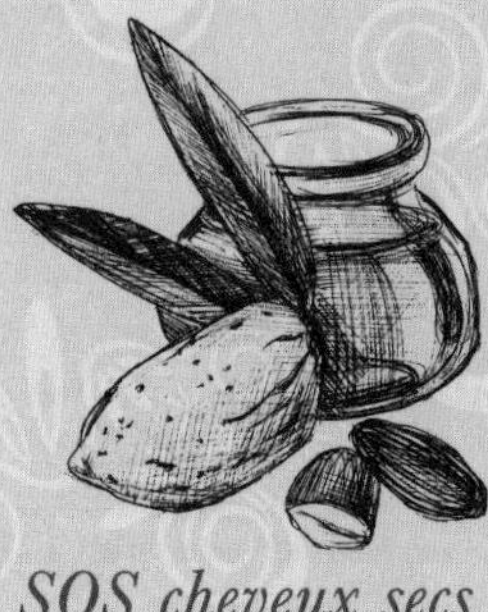

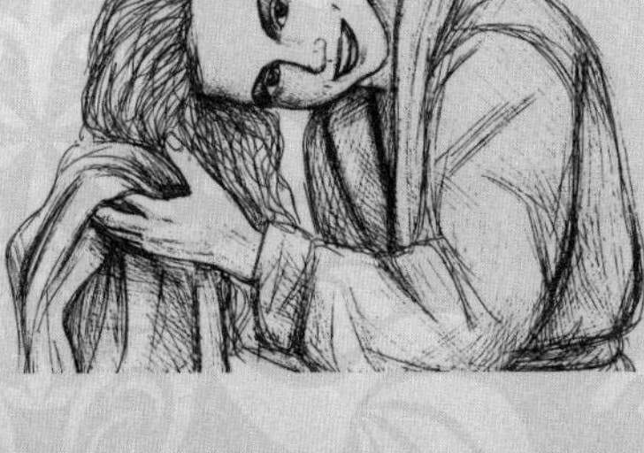

SOS cheveux secs

Mélangez le jus d'un citron avec la chair de ½ avocat et 1 cuillère à café d'huile d'olive. Une pâte homogène doit se former. Appliquez et laissez agir trente minutes. Terminez en vous lavant avec votre shampooing habituel. Touchez : votre chevelure est douce et soyeuse.

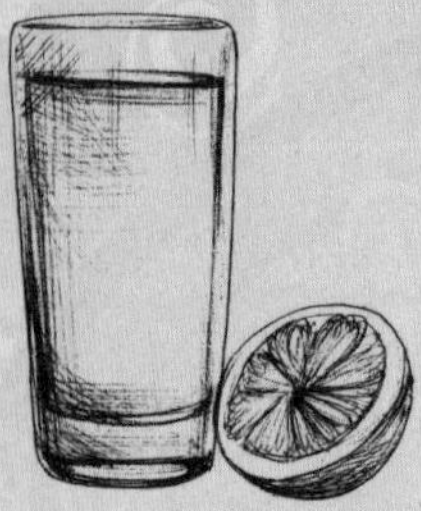

Baume à lèvres maison

Mélangez 20 g de cire d'abeille émiettée et 1 cuillère à café d'huile de tournesol. Ajoutez 2 gouttes d'huile essentielle de citron et 2 de lavande, avec le jus d'un demi-citron. Faites chauffer trois minutes au bain-marie en remuant. Laissez tiédir et transvasez dans un petit pot hermétique. Lisez bien les instructions avant d'utiliser les huiles essentielles.

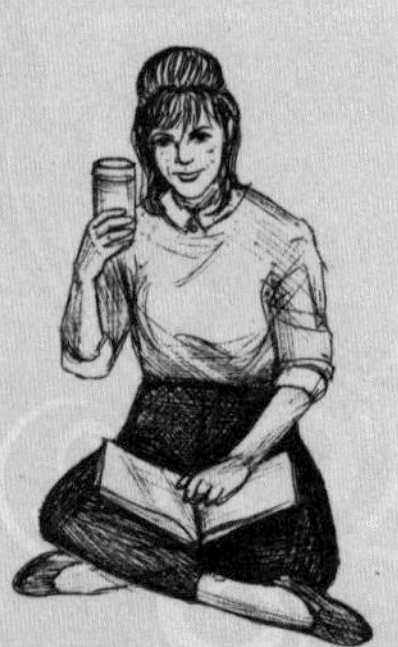

Lotion pour peaux grasses

Dans 1 litre d'eau, mélangez 4 cuillères à soupe de bicarbonate de soude avec du jus de citron. Matin et soir, nettoyez-vous le visage en évitant les contours des yeux avec cette lotion ancestrale.

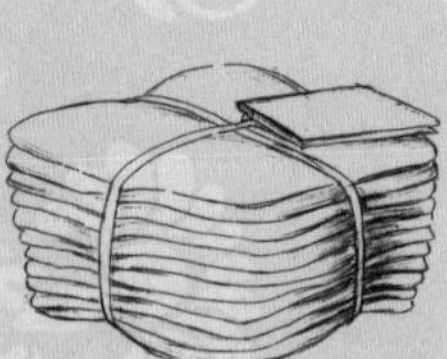

Éclaircir les cheveux

Grand-mère pressait simplement 1 citron dans un verre d'eau et appliquait cette préparation sur sa crinière. Elle allait ensuite se reposer au soleil, pendant une heure : le tour était joué. Testez d'abord son astuce sur une petite mèche de vos cheveux. Mais évitez ce soin, si vous avez les cheveux foncés.

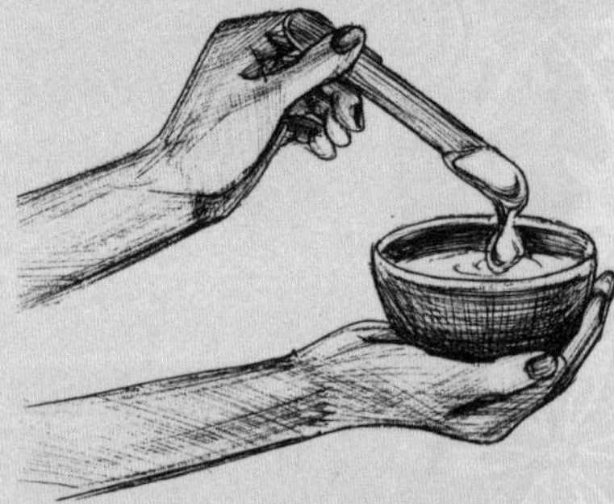

Combattre l'acné

Portez à ébullition 2 tasses d'eau avec 1 petite poignée de thym. Retirez ensuite du feu et laissez infuser en couvrant la casserole. Filtrez le tout et ajoutez le jus d'un citron. Matin et soir, nettoyez votre visage en évitant le contour des yeux avec cette lotion.

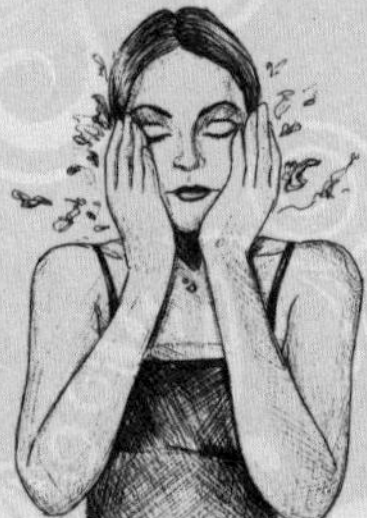

Resserrer les pores

Mamie connaît une recette pour chasser les points noirs : portez à ébullition 1 cuillère à soupe de pétales de rose avec du citron et 5 cuillères à café de bicarbonate de soude. Laissez refroidir et filtrez. Conservez le tout dans un bocal hermétique. Tous les matins, nettoyez votre visage avec en prenant soin d'éviter les contours des yeux.

Manucure sans vernis

Pas besoin de vernis pour avoir des ongles impeccables : faites-leur prendre un bain de jus de citron chaque semaine. Tout aussi efficace que le vernis, un polissoir quatre faces leur donnera un aspect lisse et brillant que vous pourrez parfaire par un bain de quelques secondes dans un peu d'huile d'olive réchauffée.

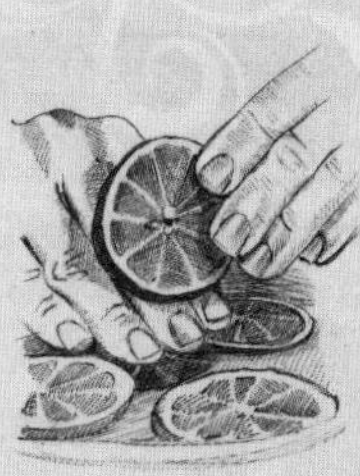

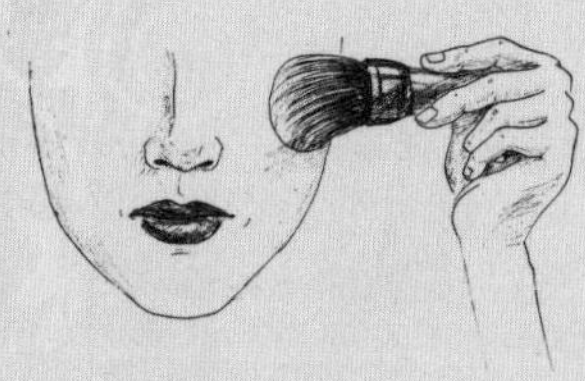

Sauna purifiant

Pour nettoyer sa peau en profondeur, préparez un bain vapeur citronné. Portez à ébullition ½ litre d'eau. Retirez du feu et ajoutez 1 goutte d'huile essentielle de citron, 1 de cyprès et 1 de géranium. Transvasez dans un saladier. Penchez votre tête, couverte avec une serviette, au-dessus de votre préparation. Gardez cette position pendant dix minutes, puis séchez votre visage. Lisez bien les instructions avant d'utiliser les huiles essentielles.

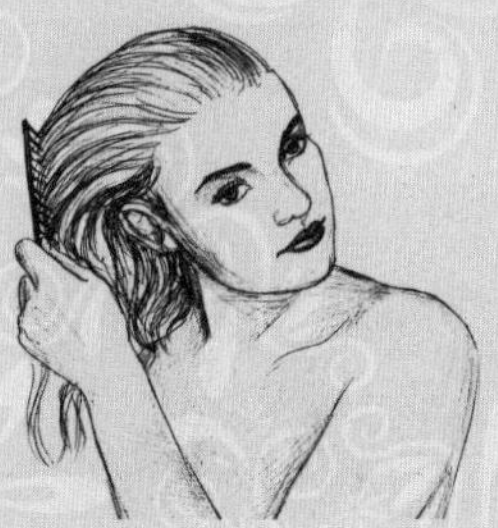

Masque antirides

Appliquez sur votre visage un blanc d'œuf, tel quel ou monté en neige, si la texture vous semble plus appétissante. Laissez poser 20 minutes et rincez dès que le masque sèche ou tire. Le blanc d'œuf resserre les pores et donne à la peau du visage un aspect plus tendu et tonique. On peut y ajouter un trait de citron, une cuillère à soupe de farine ou un trait d'huile. Éviter le contour des yeux.

Fixer le maquillage

Vous avez la peau grasse et votre maquillage a tendance à couler en fin de journée ? Le matin, après vos soins habituels, imbibez un coton de jus de citron et passez-le sur votre visage avant de vous maquiller. Laissez sécher et appliquez votre fond de teint et votre poudre libre. Attention à bien éviter le contour des yeux.

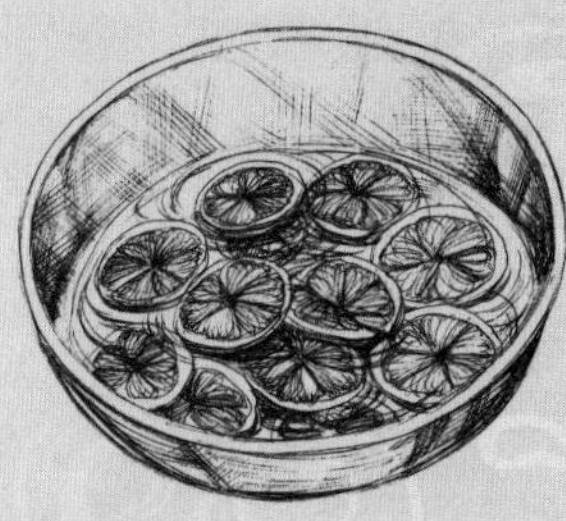

Réguler les cheveux gras

Dans un flacon, diluez 2 cuillères à soupe de jus de citron avec 25 cl d'eau de source. Ajoutez-y 1 goutte d'huile essentielle de cyprès, la même quantité d'huile essentielle de lavande et de cèdre. Appliquez cette lotion sur vos cheveux et laissez agir toute une nuit. Le lendemain, lavez vos cheveux avec votre shampooing habituel. Lisez bien les instructions avant d'utiliser les huiles essentielles.

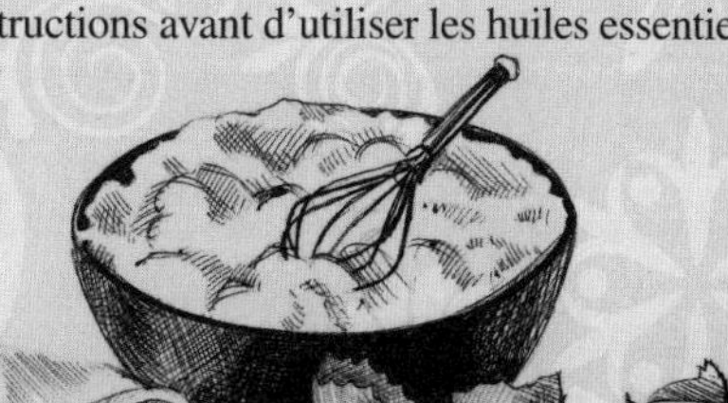

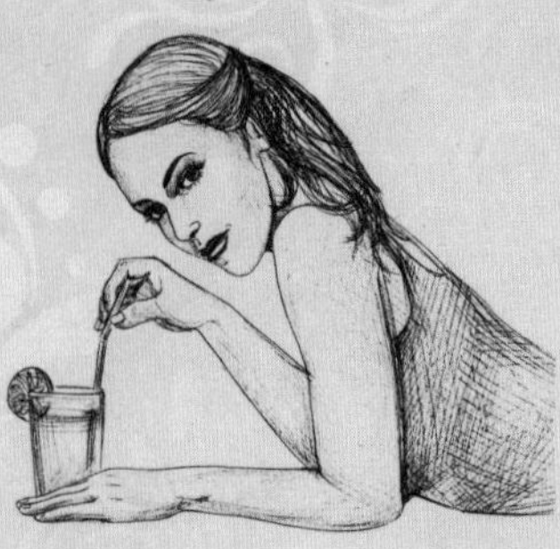

Halte à la cellulite

Les remèdes de Mamie peuvent vous aider à la limiter. Faites chauffer 40 g de vaseline, 20 g de lanoline et 2 cuillerées à soupe d'huile d'olive. Ajoutez 1 goutte d'huile essentielle de lavande et 1 de citron. Mélangez. Appliquez la préparation sur une peau sèche et propre. Lisez bien les instructions avant d'utiliser les huiles essentielles.

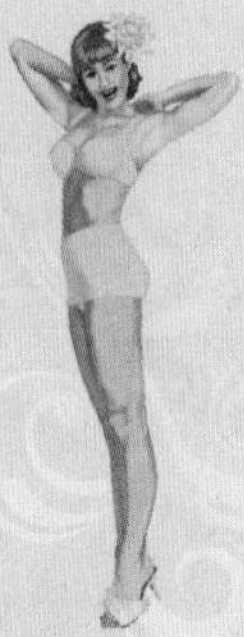

Un dissolvant de fortune

Cette astuce fonctionne sur quelques vernis. Lorsque vous n'avez plus de dissolvant, vous pouvez le remplacer par du jus de citron. Il faudra cependant frotter un peu plus fort et un peu plus longtemps.

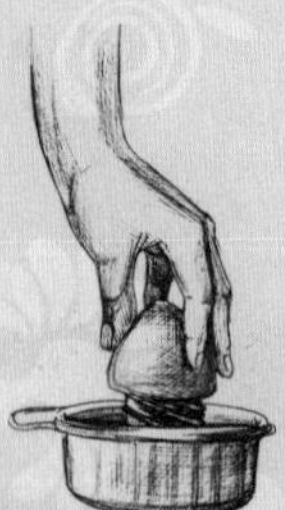

Chasser les kilos en trop

Lorsque Grand-mère souhaitait perdre les kilos accumulés avec les fêtes, elle faisait une cure à base de citron. Pendant dix jours, elle buvait une mixture à base de cet agrume. Voici sa recette : portez à ébullition le jus de 5 citrons. Retirez du feu et laissez refroidir. Filtrez et ajoutez 2 cuillères à soupe de sirop d'agave. Mettez au frais et buvez cette préparation tout au long de la journée.

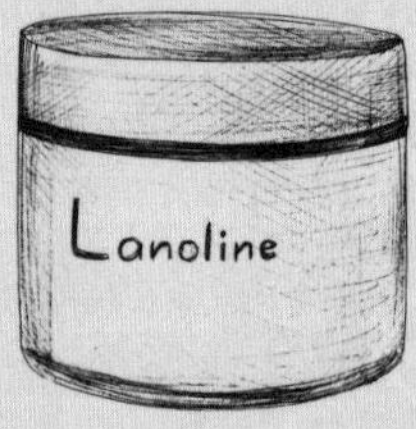

Prolonger son bronzage

Vous souhaitez garder votre teint hâlé un peu plus longtemps ? Faites infuser pendant vingt minutes 3 sachets de thé dans un demi-litre d'eau chaude. Laissez refroidir. Ajoutez ensuite le jus d'un demi-citron. Mélangez bien la mixture et appliquez-la sur tout le corps. Elle se conserve plusieurs jours. À secouer avant utilisation.

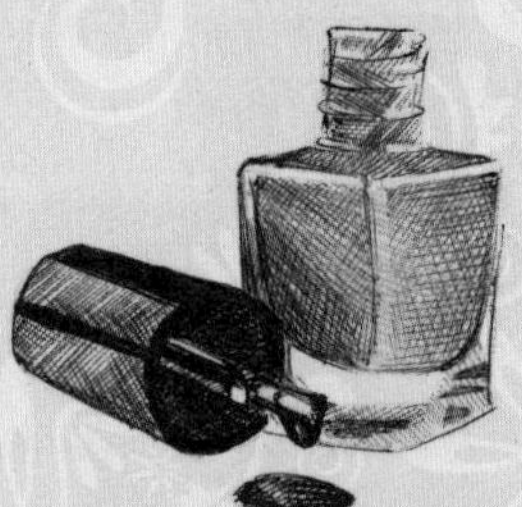

Purifier la peau

Faites infuser 2 fleurs de souci fraîches avec 1 cuillère à soupe de thym dans de l'eau bouillante, durant vingt minutes. Filtrez et ajoutez le jus de 1 citron. Appliquez cette préparation matin et soir, durant une semaine, sur le visage, le cou et le décolleté.

Prévenir les vergetures

Diluez 10 gouttes d'huile essentielle de citron, 10 de lavande, 15 d'avocat et 15 d'huile d'argan. Massez-vous énergiquement avec cette préparation sur le ventre, les cuisses et les seins. Ce traitement ne convient pas aux femmes enceintes ni qui allaitent. Lisez bien les instructions avant d'utiliser les huiles essentielles.

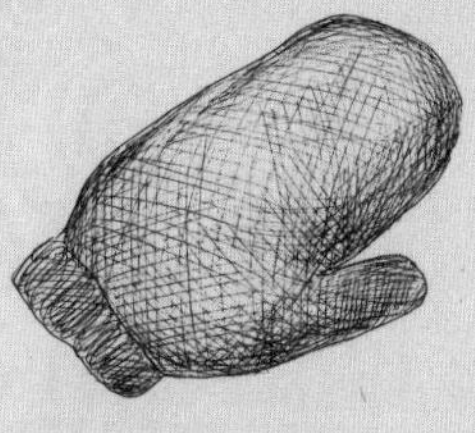

Massage drainant

Dans une fiole, Mamie diluait 3 cl d'huile d'amande douce avec 5 gouttes d'huile essentielle de citron, autant de pamplemousse, de romarin et 3 de menthe poivrée. Elle se massait énergiquement avec cette lotion en insistant sur les jambes, le ventre et les fesses. Lisez bien les instructions avant d'utiliser les huiles essentielles.

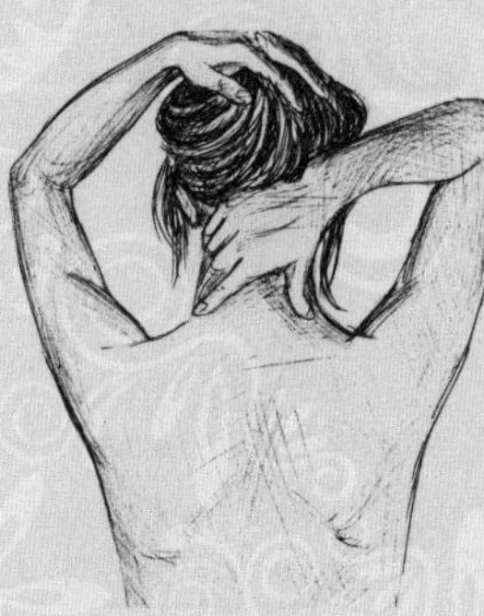

Bain apaisant

Quoi de mieux qu'un bon bain relaxant après une journée stressante ? Ajoutez 1 goutte d'huile essentielle de citron, 1 autre de mandarine, autant de lavande et 1 verre de lait à votre eau. Ce mélange agit aussi bien par voie cutanée qu'aérienne. De quoi vous relaxer et enchanter tous vos sens ! Lisez bien les instructions avant d'utiliser les huiles essentielles.

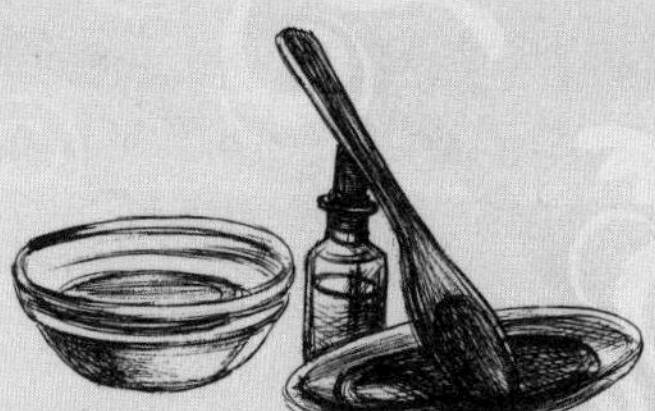

Bain détoxifiant

Ajoutez à l'eau du bain 8 gouttes d'huile essentielle de citron, 6 de cèdre Atlas, autant de genièvre et de cyprès, et 1 cuillère à café d'huile d'olive. Après dix minutes d'immersion, elle se frictionnait avec un gant de crin afin d'activer la circulation sanguine et de potentialiser l'action des essences. En prime, elle éliminait les peaux mortes. Lisez bien les instructions avant d'utiliser les huiles essentielles.

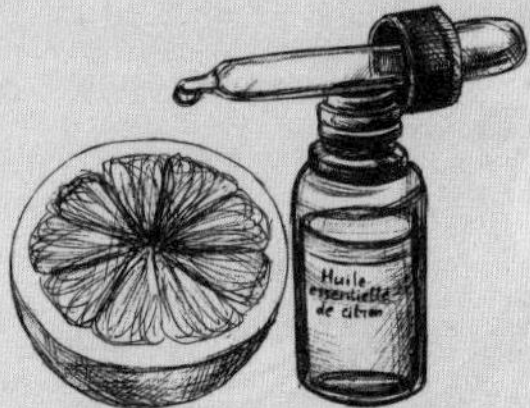

Massage zenifiant

Nos aïeux étaient rarement angoissés. Leur secret ? Un massage relaxant à base d'huile essentielle. Chaque soir, ils se massaient les pieds et la nuque avec une préparation 100 % naturelle composée de 5 cl d'huile d'amande douce, 5 gouttes d'huile essentielle de citron, 5 de lavande, 5 d'orange douce et 5 autres d'ylang-ylang. Faites le test : vous serez totalement relaxé pour aller dormir. Lisez bien les instructions avant d'utiliser les huiles essentielles.

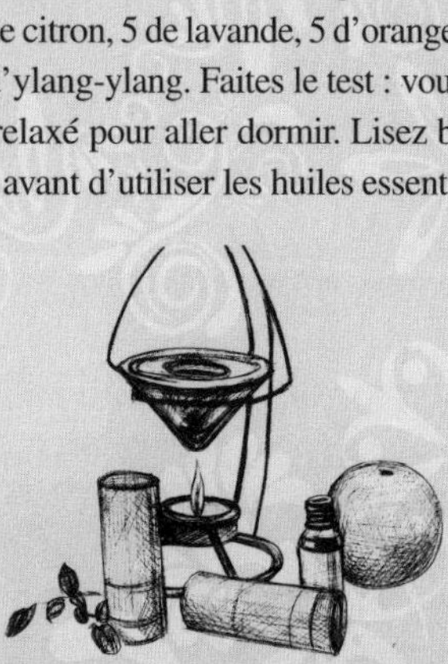

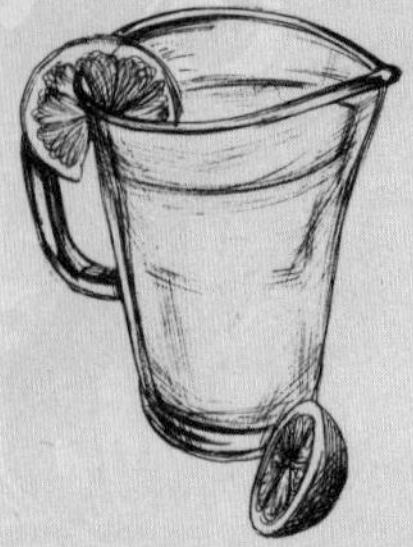

Huile anticellulite

Diluez 10 gouttes d'huile essentielle de citron avec 10 de pamplemousse, 10 de cyprès et 5 cl d'huile végétale de macadamia. Conservez le tout dans une fiole foncée hermétique. Après chaque douche, massez-vous avec ce mélange, en insistant sur les zones les plus touchées : le ventre, les cuisses et les hanches. Lisez bien les instructions avant d'utiliser les huiles essentielles.

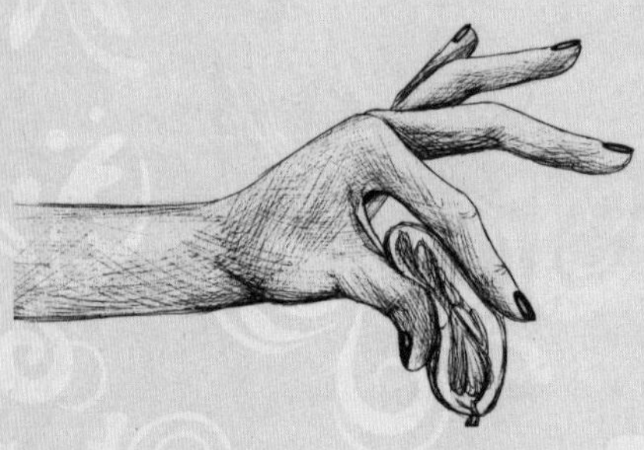

Resserrer les pores

Vous en avez assez de ces vilains points noirs sur votre visage ? Suivez la recette ancestrale de Grand-mère. Mélangez le jus de 1 citron avec 1 cuillère à soupe de poudre d'amandes et 1 cuillère à soupe d'huile de jojoba. Massez votre peau avec cette mixture, en formant des petits cercles. Terminez en rinçant abondamment.

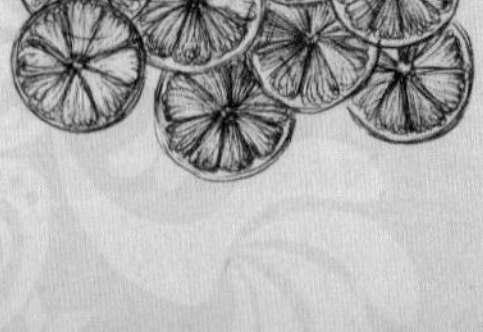

Citronnade diurétique

Mamie permettait à son organisme de chasser les impuretés en buvant simplement une citronnade drainante. Tous les matins, à jeun, elle buvait le jus de 1 citron dans un verre d'eau au moins trente minutes avant de prendre son petit-déjeuner. Faites de même ! Avalez-en dès votre réveil et allez prendre votre douche. Vous ne perdrez pas de temps et pourrez manger tranquillement après.

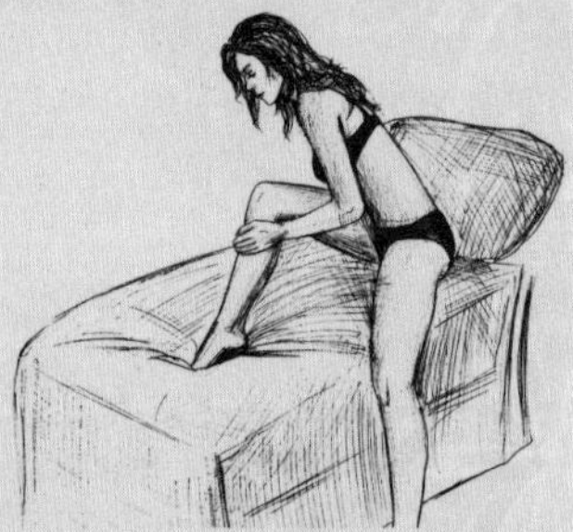

Un antitranspirant naturel

Le citron ne chassera pas les senteurs de sudation, cependant il vous permettra de les réguler. Après chaque douche, passez un coton imbibé de jus de citron sur vos aisselles et sur vos pieds. Vous éviterez ainsi la prolifération bactérienne responsable des mauvaises odeurs corporelles.

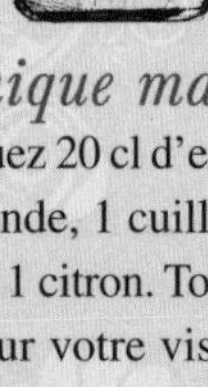

Tonique maison

Dans une fiole, diluez 20 cl d'eau, 5 gouttes d'huile essentielle de lavande, 1 cuillère à soupe d'huile d'argan et le jus de 1 citron. Tous les matins, appliquez ce tonique sur votre visage en évitant soigneusement le contour des yeux et en secouant bien au préalable. Conservez le tout au réfrigérateur. Lisez bien les instructions avant d'utiliser les huiles essentielles.

Hydrater sa peau en profondeur

Mélangez 2 cuillères à soupe d'argile en poudre avec le jus de 1 citron. Ajoutez 1 cuillère à café de miel d'acacia, 1 autre d'huile de jojoba et 2 gouttes d'huile essentielle de géranium. Apposez sur le visage et laissez sécher avant de rincer à l'eau. Lisez bien les instructions avant d'utiliser les huiles essentielles.

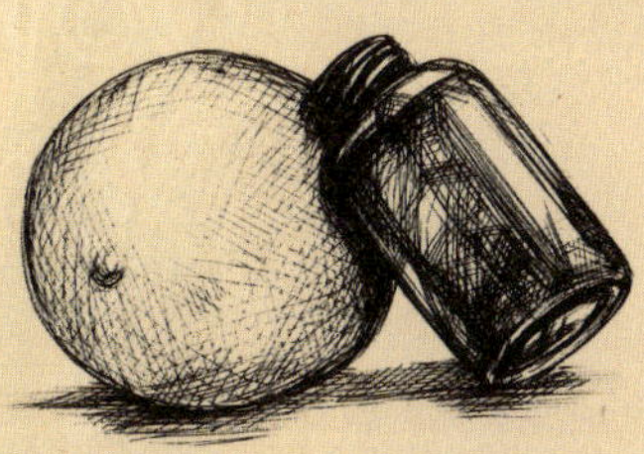

Huile anti-âge

Dans un flacon hermétique, mélangez de l'huile essentielle de citron, de lavande, de géranium et de palmarosa : 3 gouttes de chaque. Ajoutez 10 cl d'huile végétale de bourrache, puis étalez en petite quantité sur votre peau en évitant le contour des yeux. Faites bien pénétrer et retirez l'excédent. Lisez bien les instructions avant d'utiliser les huiles essentielles.

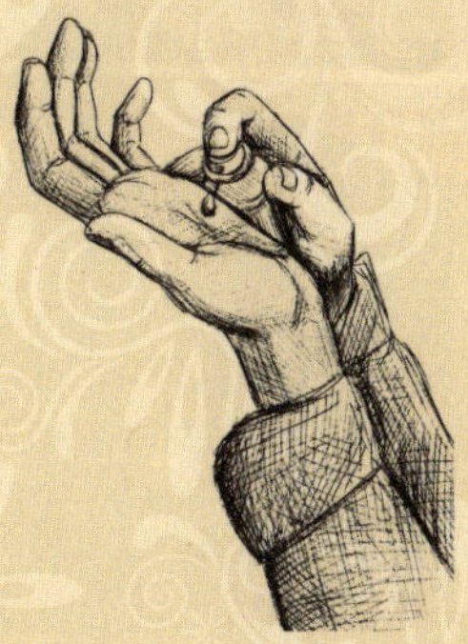

Hydrater les mains rapidement

Si vous avez de l'huile essentielle de citron, mélangez-en 5 gouttes avec 1 cuillère à soupe d'huile d'amande douce dans une fiole. Dès que vous le pouvez, massez vos mains avec. Elles seront ainsi protégées du froid et, en prime, sentiront bon le citron ! Lisez bien les instructions avant d'utiliser les huiles essentielles.

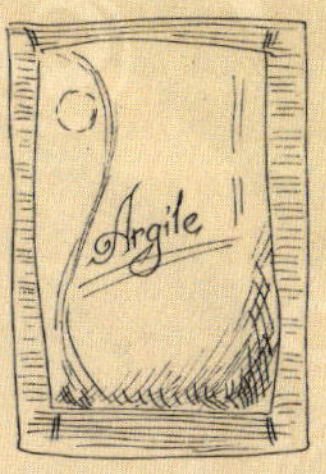

Masque régénérant

Mélangez énergiquement 1 goutte d'huile essentielle de citron avec la même quantité d'huile essentielle de palmarosa, 1 cuillère à soupe de miel et 1 yaourt nature. Appliquez le mélange obtenu sur le visage 15 minutes, puis rincez. Lisez bien les instructions avant d'utiliser les huiles essentielles.

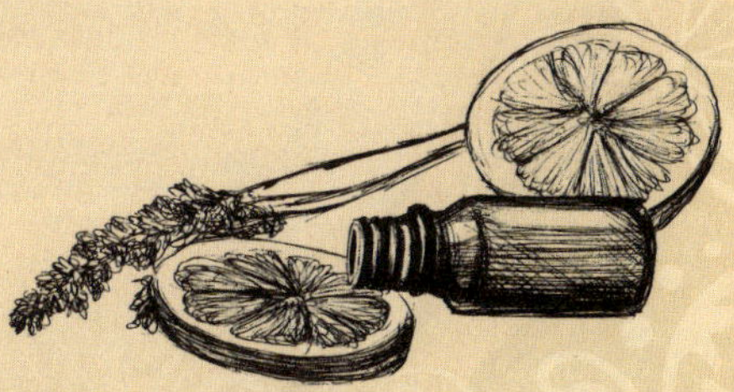

SOS mains gercées

Chaque hiver, c'est la même rengaine : le froid assèche vos mains, qui finissent par gercer. Apaisez-les rapidement : pressez 1 citron, et récupérez son jus. Ajoutez-y 1 cuillère à café d'huile d'olive et 1 cuillère à soupe de miel liquide. Appliquez cette mixture sur vos mains et laissez agir vingt minutes avant de rincer.

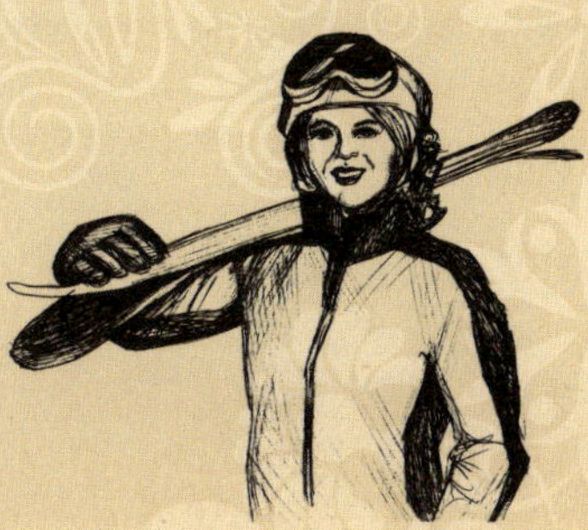

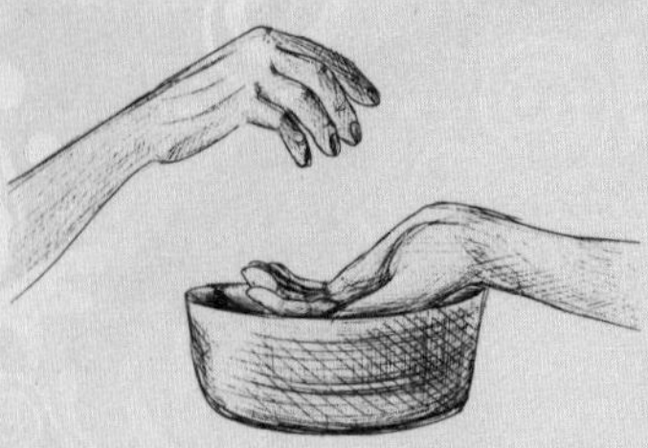

Halte aux cheveux mous

Vos cheveux sont raplapla et sans volume ? Suivez la recette de Mamie : elle est simple et rapide. Dans un bol, mélangez 1 jaune d'œuf, 2 cuillères à soupe de jus de citron, 1 cuillère à soupe d'huile d'avocat et 1 cuillère à soupe de rhum blanc. Étalez sur votre chevelure humide et laissez agir dix minutes. Terminez en vous lavant la tête avec un shampooing doux.

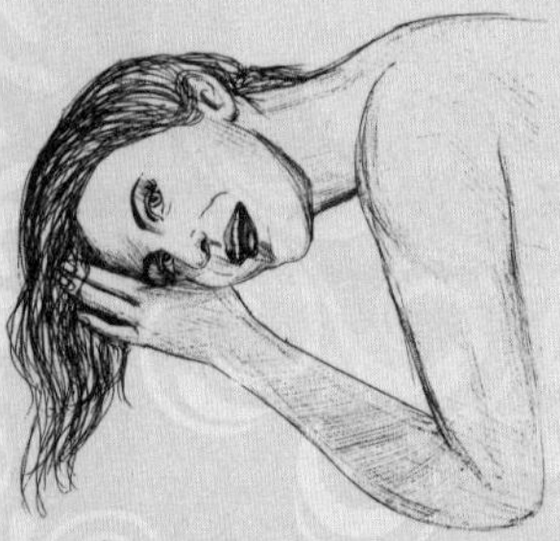

Crème nourrissante de nuit

Mixez 1 abricot avec le jus de 1 citron. Faites chauffer au bain-marie à feu doux 3 cuillères à soupe de beurre de karité. Mélangez le tout jusqu'à l'obtention d'une crème opaque. Transvasez dans un pot hermétique et mettez au réfrigérateur. Tous les soirs, avant de vous coucher, appliquez-en une petite noisette sur votre visage.

Chasser les mauvaises odeurs des mains

À la maison, c'est vous qui cuisinez et qui régalez toute la famille. À force de manipuler les aliments, vos mains empestent souvent le poisson ou l'oignon. Remédiez à ce petit désagrément en les frottant simplement avec le jus d'un citron puis rincez à l'eau froide. Sentez : vos mains sont citronnées !

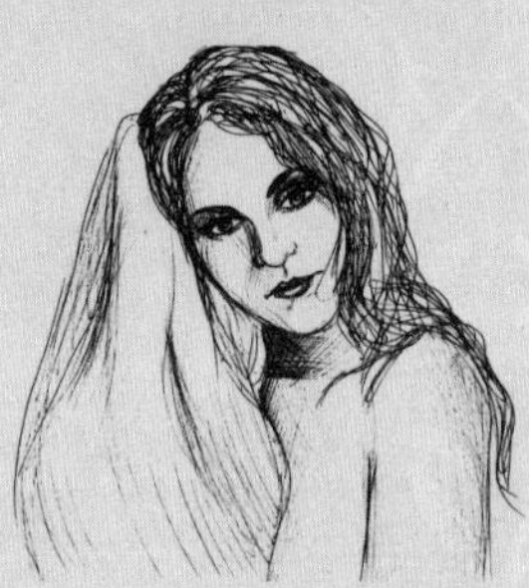

Chasser les pellicules

L'excès de pellicules résulte souvent de l'irritation du cuir chevelu. Apaisez-le en le régulant naturellement. Mélangez 1 yaourt au lait entier avec 2 gouttes d'huile essentielle de citron et 2 de romarin. Humidifiez vos cheveux et massez-vous la tête avec cette lotion. Dix minutes plus tard, rincez et lavez avec un shampooing doux. Renouvelez l'opération 1 fois par semaine durant un mois.

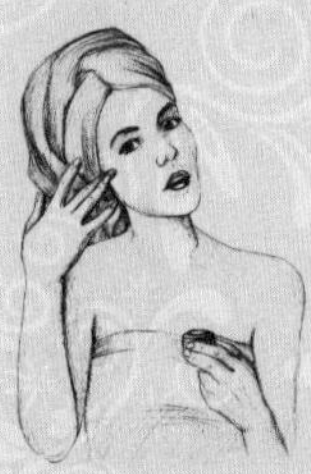

Lotion astringente citronnée

Faites tiédir dans une casserole 10 cl d'eau de fleur d'oranger. Retirez du feu et ajoutez le zeste d'un citron entier. Couvrez et laissez infuser 24 heures. Filtrez et conservez dans une fiole hermétique que vous laisserez au réfrigérateur. Matin et soir, nettoyez votre visage avec un coton imbibé de cette préparation.

Apaiser la peau

Portez à ébullition 25 cl d'eau avec une poignée d'amandes émondées. Retirez du feu et ajoutez 3 feuilles de laitue. Passez le tout au mixeur jusqu'à l'obtention d'un liquide laiteux. Terminez en ajoutant le jus d'un citron. Utilisez cette crème matin et soir pour nettoyer votre visage.

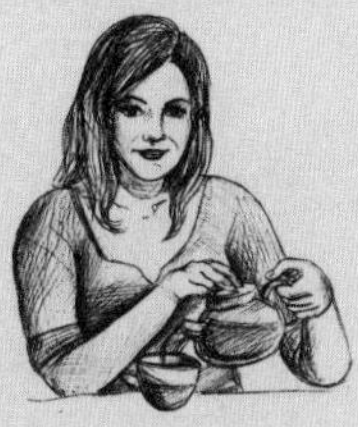

Gommage corporel

Voici une recette facile à réaliser : battez 1 œuf jusqu'à ce qu'il mousse. Ajoutez le jus d'un citron, 2 cuillères à soupe de crème fraîche et 4 de farine de pois chiches. Remuez à l'aide d'un fouet. Mouillez-vous le corps et appliquez cette mixture en vous en frottant énergiquement. Rincez-vous et terminez en hydratant à l'aide d'une huile.

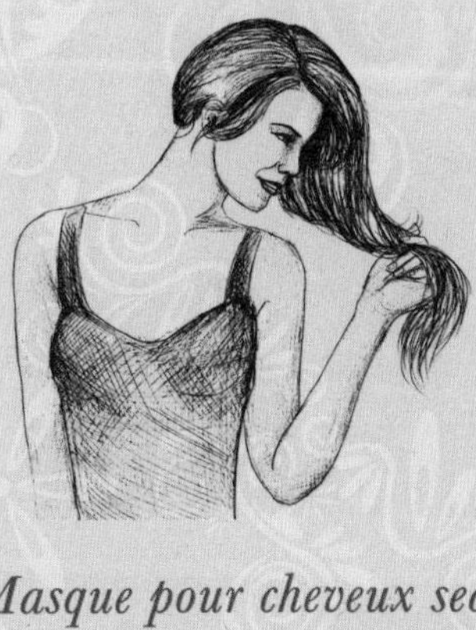

Masque pour cheveux secs

Écrasez 1 banane jusqu'à l'obtention d'une purée puis ajoutez 1 jaune d'œuf, 2 cuillères à café de miel liquide et le jus d'un citron. Appliquez cette mixture sur vos cheveux et laissez-la pendant une heure. Rincez-vous la tête puis lavez-la avec un shampooing doux. Renouvelez le soin 2 fois par semaine, pendant un mois.

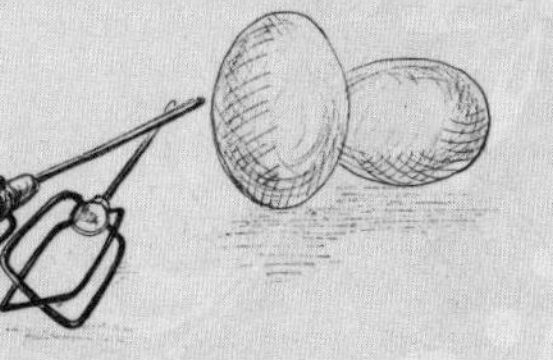

Effet bonne mine

Durant trois semaines, buvez à jeun, chaque matin, le jus d'un citron additionné d'eau chaude. Vous allez ainsi nettoyer votre foie, ce dernier influant sur votre teint. En une semaine à peine celui-ci deviendra plus lumineux et plus clair. En prime, vous éviterez l'apparition de nouveaux boutons !

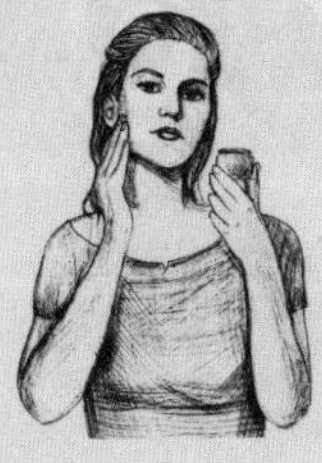

Halte aux cheveux ternes

Faites bouillir 30 g de sauge séchée dans 1 litre d'eau durant cinq minutes. Retirez du feu et laissez infuser dix minutes. Filtrez et ajoutez le jus d'un citron. Lavez-vous les cheveux et utilisez cette mixture comme dernière eau de rinçage. Renouvelez l'opération pendant un mois.

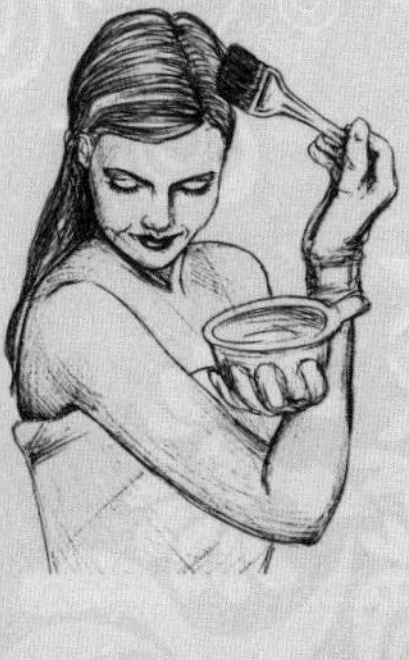

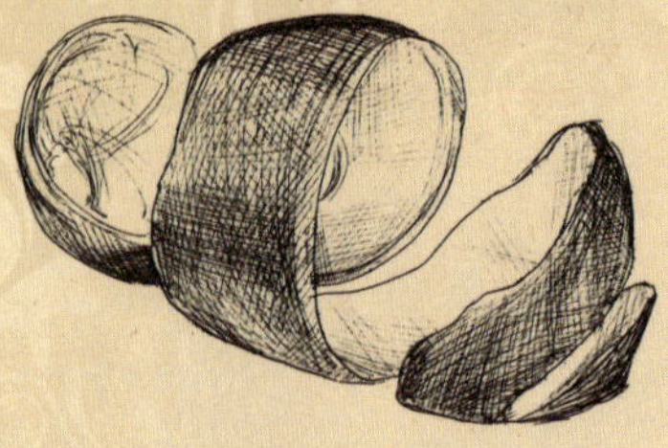

Huile nourrissante

Dans un flacon opaque, diluez 10 cl d'huile d'olive avec 2 gouttes d'huile essentielle de citron. Râpez le zeste de 1/2 citron et incorporez-le au mélange. Fermez et laissez reposer 48 heures. Filtrez et transvasez de nouveau dans la fiole. Après vous être soigneusement démaquillée, appliquez cette huile sur votre visage en évitant le contour des yeux. Lisez bien les instructions avant d'utiliser les huiles essentielles.

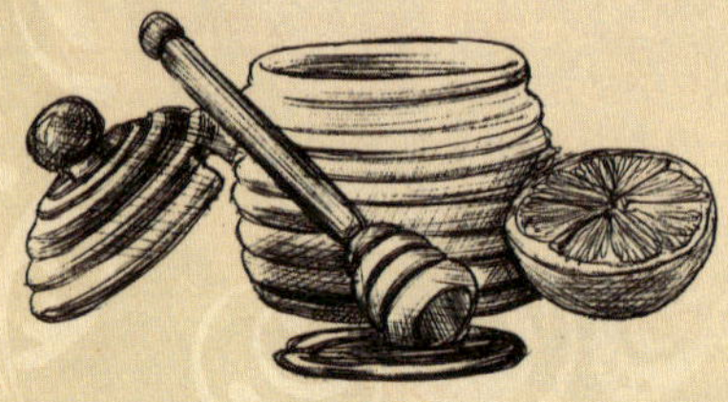

Baume pour les lèvres

Dans un pot muni d'un couvercle, mélangez 1 goutte d'huile essentielle de citron, 1 d'orange, 1 cuillère à café de crème fraîche épaisse entière et 1 cuillère à soupe de miel liquide. Conservez votre préparation six jours au maximum dans votre réfrigérateur. Lisez bien les instructions avant d'utiliser les huiles essentielles.

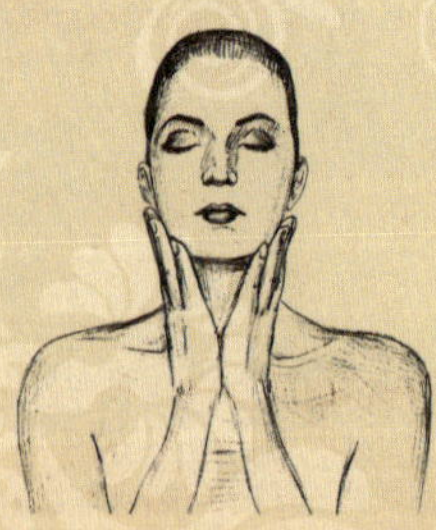

Lotion astringente

Pressez 2 citrons dans 20 cl de fleur d'oranger. Faites bouillir 2 minutes puis retirez du feu. Ajoutez le jus de 2 autres citrons, cette fois les zestes coupés en lamelles. Laissez reposer une journée, puis filtrez. Conservez dans une bouteille hermétique au réfrigérateur. Nettoyez-vous le visage avec cette lotion. Veillez à contourner les yeux.

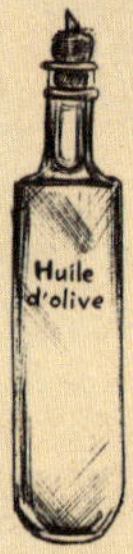

Soin pour peaux sèches

Mélangez 2 gouttes d'huile essentielle de citron, 2 cuillères à soupe d'huile d'amande douce et 2 cuillères à soupe de miel jusqu'à l'obtention d'un mélange bien lisse. Appliquez ce masque sur votre visage en veillant à éviter le contour des yeux. Une heure plus tard, retirez l'excédent avec un coton imbibé d'eau de rose. Recommencez l'opération tous les soirs, pendant un mois.

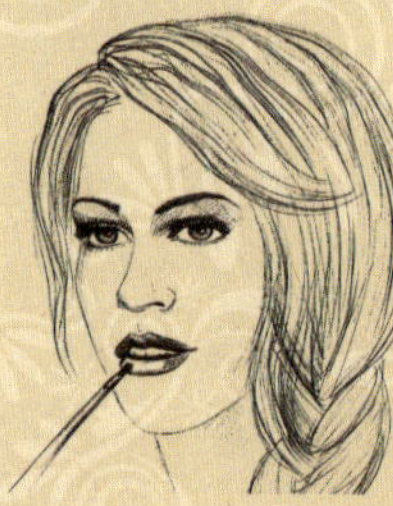

Cure ancestrale anti-âge

Pendant deux semaines, le matin, à jeun, buvez le jus de 2 carottes additionné d'un jus de citron. Mangez ensuite des fruits secs à coques au petit-déjeuner : amandes, noix ou noisettes. Faites vos autres repas en essayant de limiter les sucres rapides et les lipides.

Huile contre la peau d'orange

Dans un flacon, mélangez 2 gouttes d'huile essentielle de citron avec 7 cuillères à soupe de vinaigre de cidre, 20 cl d'huile d'amande douce et 1 goutte d'huile essentielle de cèdre. Secouez énergiquement. Massez-en les zones de peau d'orange, 2 ou 3 fois par jour. Lisez bien les instructions avant d'utiliser les huiles essentielles.

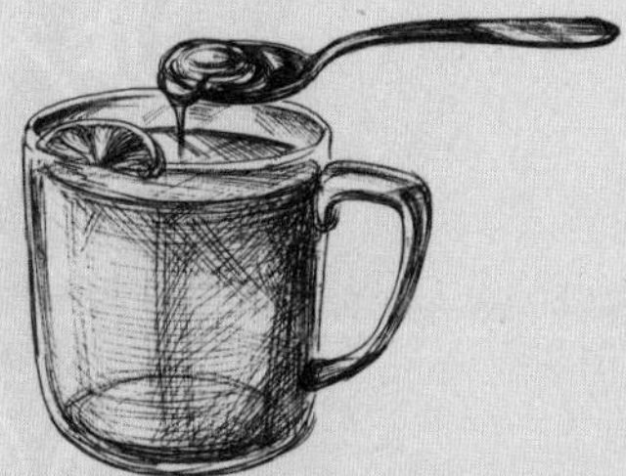

Bain revigorant

Dans un bol, mélangez 1 goutte d'huile essentielle de citron, 1 de romarin, 1 de cyprès et 1 verre de lait. Versez cette préparation dans votre bain et relaxez-vous quinze minutes au minimum. Votre corps est revitalisé et vous êtes parfaitement détendue.

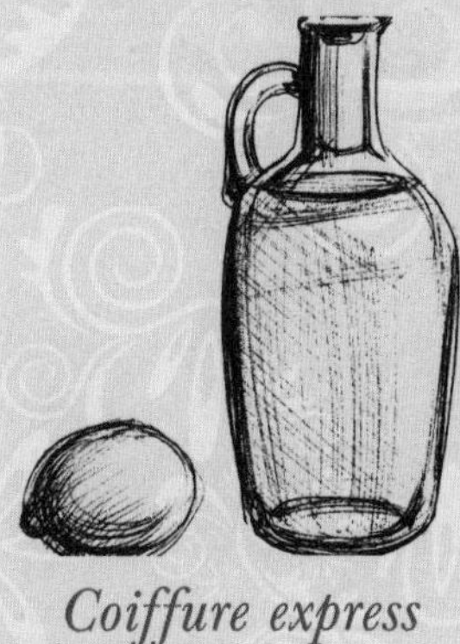

Coiffure express

Certains matins apportent leurs lots de contrariétés, à commencer par les cheveux qui ne veulent pas se laisser coiffer ! Vous n'avez qu'une envie : tout attacher et tant pis pour votre look. Avant d'en arriver là, suivez le conseil de Mamie : pressez du jus de citron dans un petit bol. Appliquez-en sur votre crinière. En deux temps, trois mouvements, vous n'aurez plus d'épis !

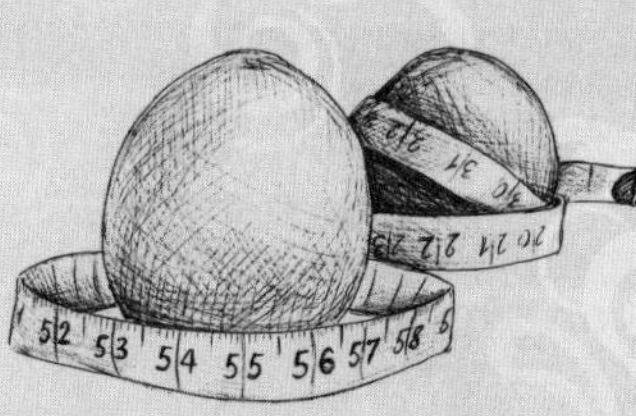

SOS mains abîmées

Mélangez la chair de 1 avocat avec 2 abricots, ajoutez 2 cuillères à soupe de miel et 2 gouttes d'huile essentielle de citron. Avant de vous coucher, enduisez-vous les mains avec cette mixture et mettez des gants. Le lendemain, rincez à l'eau tiède. Renouvelez l'opération trois nuits d'affilée. Lisez bien les instructions avant d'utiliser les huiles essentielles.

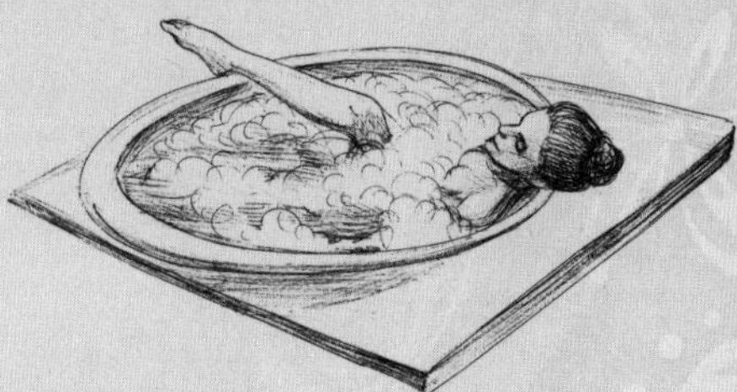

Des cheveux fortifiés

Une nouvelle fois, le citron sera votre allié si vous souhaitez avoir des cheveux plein de vitalité. Mélangez du jus de citron et du vinaigre blanc, avec de l'eau tiède et à parts égales. Après vous être soigneusement lavé les cheveux, rincez-les avec cette lotion. Laissez agir cinq minutes avant de les rincer à nouveau.

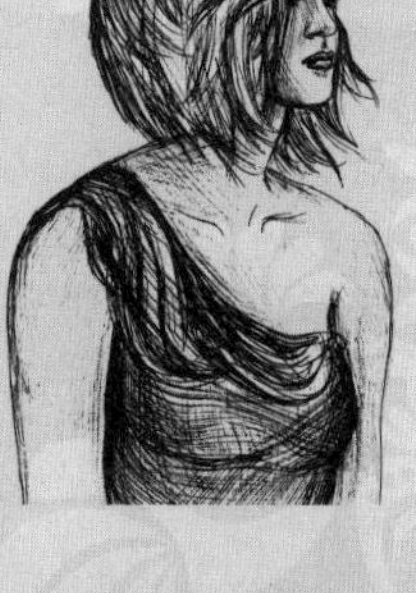

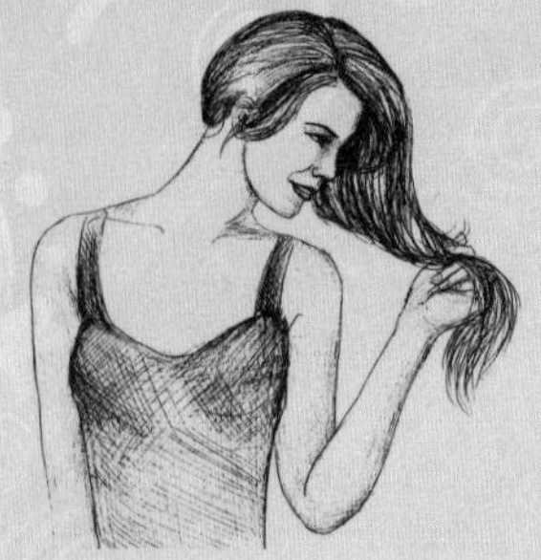

Bain tonique

Dans un premier bol, faites dissoudre 175 g de savon de Marseille en paillettes dans de l'eau chaude. Une pâte homogène doit se former. Dans un second, diluez 1 cuillère à soupe de glycérine avec le jus de 1 citron. Mélangez le tout et transvasez dans un bocal hermétique. Ajoutez 1 cuillère à soupe de cette mixture à l'eau de votre bain.

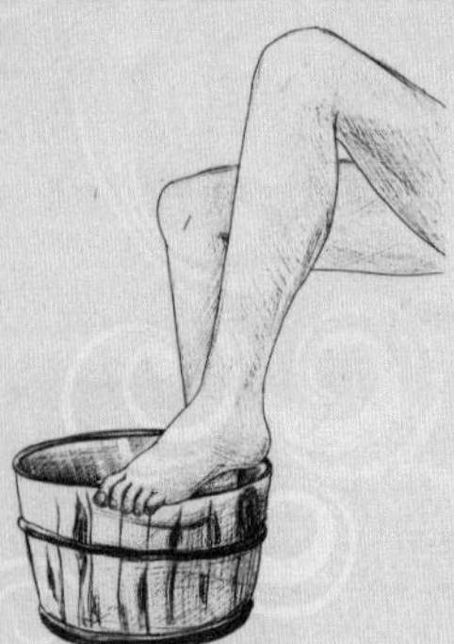

Taches de nicotine sur les doigts

Le jus de citron doit normalement venir à bout des taches jaunâtres produites par la nicotine. Si cela ne fonctionne pas, parce que la tache est trop importante ou trop bien installée, utilisez un disque de coton imbibé de dissolvant. Ne répétez pas ce geste trop souvent : le dissolvant assèche la peau.

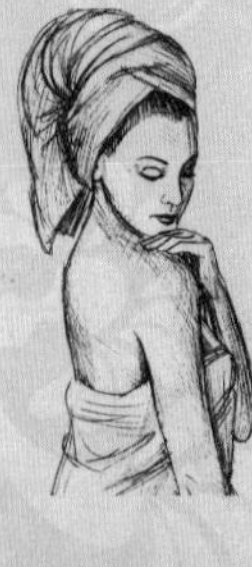

Cheveux blonds brillants

Faites infuser 1 poignée de fleurs séchées de camomille 15 minutes. Laissez refroidir, puis ajoutez le jus d'un citron jaune et 10 gouttes d'huile essentielle de lavande. Mélangez et conservez dans un flacon hermétique. Une fois par mois, appliquez-en sur vos cheveux mouillés et laissez reposer vingt minutes, puis rincez. Lisez bien les instructions avant d'utiliser les huiles essentielles.

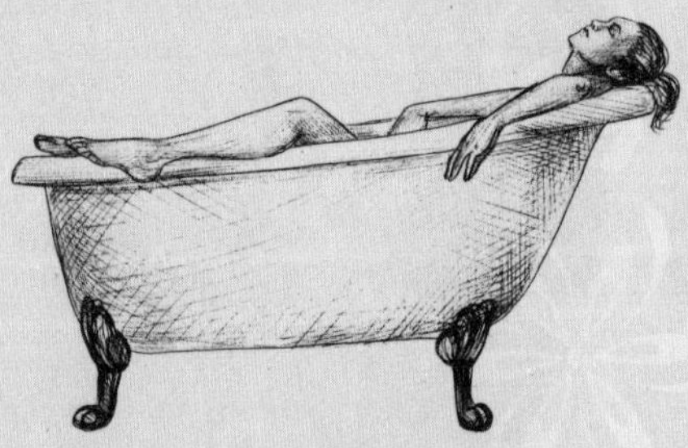

Bain de pieds

Portez à ébullition 2 litres d'eau. Ajoutez un bol de flocons d'avoine imbibés d'eau. Laissez cuire 5 minutes. Retirez du feu. Une fois que la mixture est froide, ajoutez 20 g de bicarbonate de soude et le jus de 1 citron. Faites chauffer une nouvelle fois, puis trempez-y vos pieds 20 minutes. Rincez.

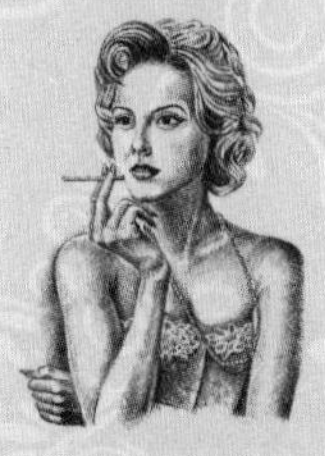

Crème nourrissante corporelle

Mélangez 1 yaourt, 1 cuillère de miel liquide et 3 cuillères à soupe de flocons d'avoine avec le jus d'un citron. Avant de vous coucher, étalez cette crème sur votre corps en formant des mouvements lents et réguliers.

Nourrir sa peau

Faites ramollir, à petit feu et au bain-marie, 2 cuillères à soupe de beurre de karité jusqu'à ce qu'il soit crémeux. Retirez du feu et ajoutez 2 cuillères à soupe de crème d'amande, le jus d'un citron et 4 gouttes d'huile essentielle de citron. Mélangez énergiquement.

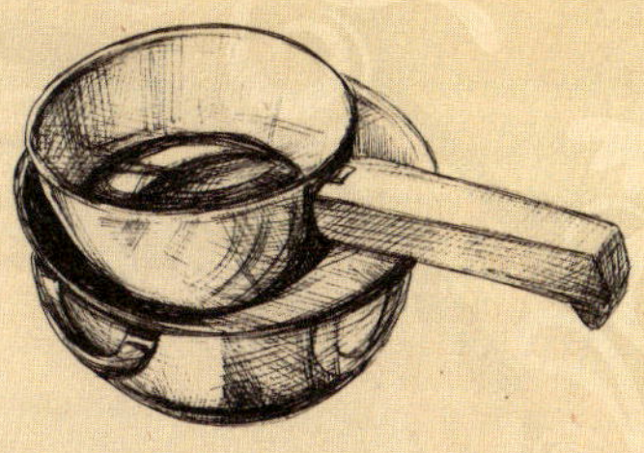

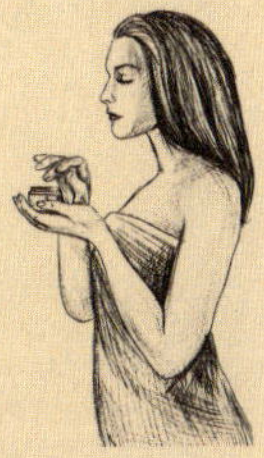

Gommage maison

Dans un bol, mélangez 1 tasse de sucre en poudre avec 1 tasse de jus de citron. Étalez cette lotion sur le visage en formant des mouvements circulaires. Terminez en rinçant à l'eau claire. Observez : toutes les imperfections ont disparu.

Soin anti-vergetures

Dans une petite fiole, mélangez 2 gouttes d'huile essentielle de citron et 1 d'huile essentielle de rose musquée dans un flacon d'huile neutre. Agitez et massez les zones concernées 2 fois par jour avec cette préparation. Lisez bien les instructions avant d'utiliser les huiles essentielles.

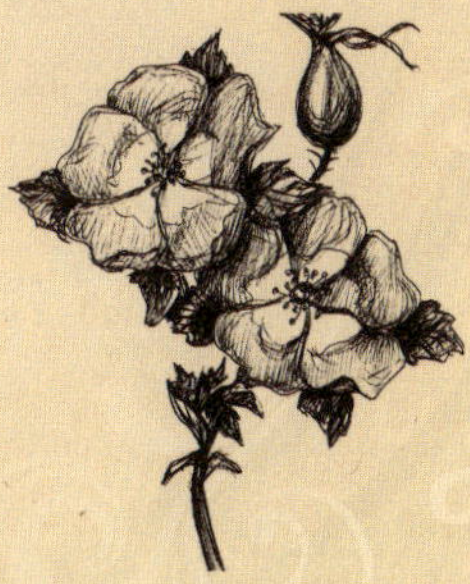

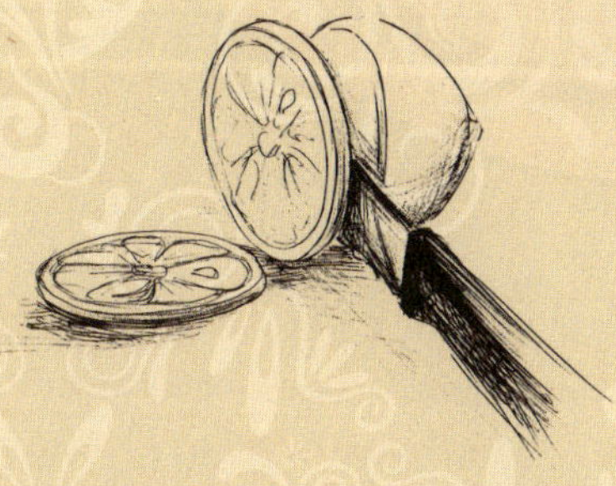

Gommage corporel

Mélangez énergiquement le jus d'un citron avec 2 cuillères à soupe de sucre roux et 1 cuillère à café d'huile de macadamia. Mouillez-vous le corps et massez-vous avec cette mixture en faisant des gestes circulaires. Renouvelez l'opération 2 fois par semaine.

Adoucir la peau

Mélangez le zeste de 1 citron avec 2 cuillères à café de son dans un petit sac de mousseline. Faites-le bouillir dans 1 litre d'eau durant trente minutes. Ajoutez cette eau à votre bain. Après quinze minutes d'immersion, frottez-vous avec le sac de mousseline. Vous chasserez ainsi toutes les peaux mortes.

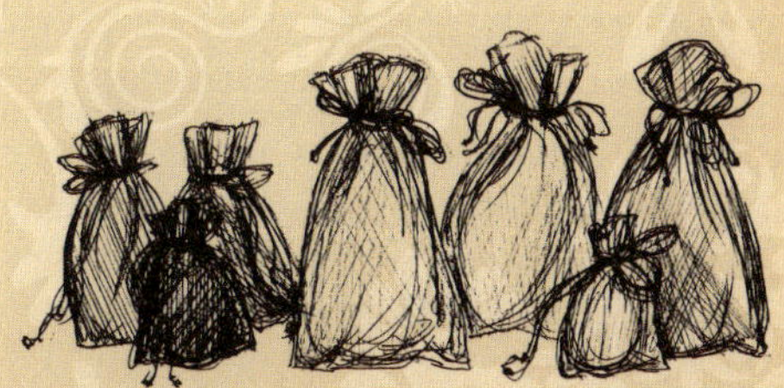

Santé

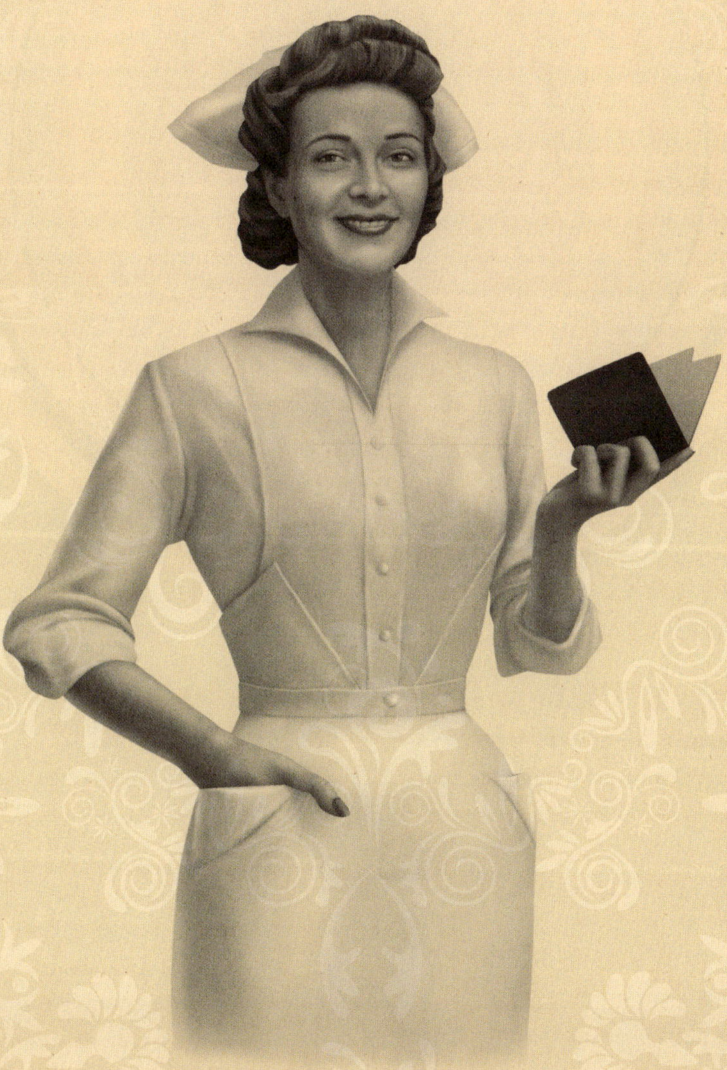

AVERTISSEMENT

Il est fréquent, au quotidien de soulager divers maux passagers sans gravité et sans traitement « utile » du point de vue médical. Les remèdes de grand-mère sont le fruit d'une démarche intellectuelle qui associe la puissance de la nature aux connaissances transmises par les générations qui nous précèdent. En aucun cas, ils ne peuvent se substituer à un avis médical. Pour être pratiqué de manière responsable et en toute sécurité, le recours aux remèdes de grand-mère doit suivre certaines règles de base. Ces règles sont destinées à éviter des problèmes liés à la toxicité de certaines plantes ou huiles essentielles utilisées dans les remèdes de grand-mère, aux interactions entre plantes et médicaments ou à un retard de diagnostic qui pourrait diminuer les chances de guérison.

1/ Consultez votre médecin en cas de doute, si vous êtes allergique, si vous êtes enceinte, si vous allaitez ou pour un bébé

Avant d'utiliser un remède de grand-mère, il faut savoir quel est le problème de santé en cause. Seuls les maux que chacun peut reconnaître aisément (pour exemples : malaise digestif, rhume, toux, trouble mineur des yeux, douleur suite à un traumatisme) peuvent être raisonnablement du domaine des remèdes de grand-mère. Lorsque les symptômes sont douteux, violents ou persistants, il est impératif de consulter au plus vite son médecin pour un examen plus approfondi. Les femmes enceintes et celles qui allaitent ne doivent jamais recevoir un remède sans avis médical.

2/ Recourez au remède de grand-mère pour une durée adaptée

Si vous ne constatez pas d'amélioration rapide à votre problème de santé (attedez 24 à 48 heures pour en évaluer les effets) ou si vous estimez que le mal s'aggrave, une consultation médicale s'impose. Dans tous les cas, demandez l'avis de votre médecin, surtout si vous êtes sujet aux allergies ou si vous suivez déjà un traitement médical.

3/ Évitez le cumul de remèdes

Ne cachez jamais à votre médecin les remèdes que vous avez pris de votre propre chef ou que vous prenez encore. Tout comme les médicaments, les remèdes à base de plantes médicinales peuvent exposer à des interactions médicamenteuses si un traitement par des médicaments est déjà administré.

4/ Soyez vigilant avec les enfants

Les remèdes de grand-mère doivent être employés avec prudence chez les enfants. Aucun produit à base de plante ne doit être administré par voie orale aux enfants de moins de dix-huit ans sans contrôle médical. L'usage des huiles essentielles sous quelque forme que ce soit doit être réservé aux enfants de plus de douze ans. Tous les produits à base de menthe sont dangereux (risque d'arrêt respiratoire) et à proscrire chez les enfants de moins de deux ans.

5/ Soyez vigilant avec les femmes enceintes et celles qui allaitent

Pendant la grossesse, l'utilisation de plantes à des fins thérapeutiques n'est pas anodine et peut se révéler dangereuse pour la mère comme pour l'enfant à naître. De ce fait, il est indispensable de consulter un médecin avant de prendre un remède à base de plantes, quel qu'il soit. Les mêmes précautions s'imposent pendant l'allaitement. Par précaution et excès de prudence, la majorité des huiles essentielles sont strictement interdites durant les 3 premiers mois de la grossesse et tout au long de l'allaitement de bébé. Certaines huiles essentielles sont néanmoins autorisées à partir du 4e mois de grossesse voire tout au long de la grossesse, mais uniquement après avis médical.

6/ Soyez vigilant en cas de maladie chronique

Dans certains types de maladies chroniques (rhume des foins, eczéma, asthme, diabète, troubles du foie et du rein, etc.), l'usage des remèdes à base de plantes ne doit être pris que sous contrôle médical. Un dialogue ouvert avec le médecin et le pharmacien est indispensable. En aucun cas, l'usage de remèdes de grand-mère ne doit se substituer aux médicaments prescrits par le médecin.

7/ Respectez la préparation et les précautions d'emploi des remèdes à base d'huiles essentielles

Les huiles essentielles sont des mélanges complexes très actifs dont l'utilisation impose certaines précautions : - Avant toute utilisation d'huiles essentielles, demandez conseil à un médecin ou un pharmacien spécialiste des huiles essentielles. - En usage interne, du fait de leurs propriétés irritantes pour le système digestif, l'ingestion des huiles essentielles ne convient ni aux enfants, ni aux femmes enceintes ou qui allaitent. N'utilisez que des huiles essentielles de qualité, 100 % pures, naturelles et estampillées du label de qualité. - En usage externe, du fait de leurs effets parfois allergisants, photosensibilisants et toxiques, les huiles essentielles doivent être utilisées avec grande précaution, surtout chez les sujets allergiques. Elles ne doivent pas être appliquées sur une peau s'exposant au soleil. En règle générale, elles sont agressives à l'état pur pour la peau (risque d'irritations ou de brûlures cutanées). Elles ne se dissolvent pas dans l'eau et doivent donc être diluées dans des huiles végétales avant application. - Respectez scrupuleusement les voies d'absorption et la posologie indiquées. - N'appliquez jamais une huile essentielle pure sur les yeux et les muqueuses auriculaires, nasales et ano-génitales. En cas de projection accidentelle dans l'œil, n'utilisez pas l'eau pour vous rincer, mais une huile végétale. En règle générale, les huiles essentielles ne devraient être délivrées qu'en pharmacie avec mise en garde des utilisateurs par le pharmacien du danger qu'entraînent leur abus et le non-respect de la posologie.

Une santé citronnée

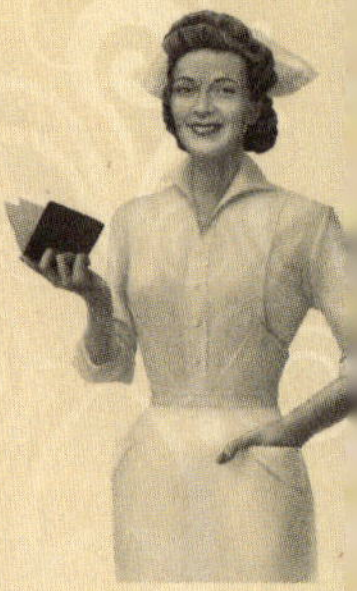

Cet agrume petit d'apparence possède de nombreuses vertus médicinales : diurétique, anti-douleur, apaisant, drainant, anti-rougeur… et d'autres que vous ne soupçonnez même pas ! Il suffit de savoir comment l'utiliser, avec quoi l'associer et il apaisera tous vos petits maux.

Toux d'irritation

Votre gorge est enflammée et vous ne cessez de toussoter ? Mamie connaissait un remède facile à réaliser pour remédier à ce désagrément. Il suffit d'avaler 1 cuillère à café de miel à laquelle vous ajouterez 1 goutte d'huile essentielle de citron. Résultat immédiat ! Mais si cette toux persiste, seul un médecin peut établir qu'il ne s'agit pas d'une toux plus sérieuse.

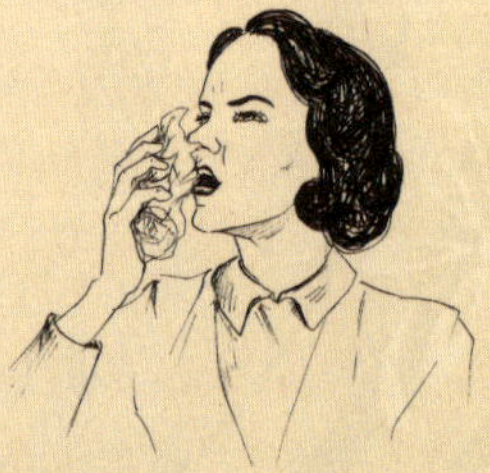

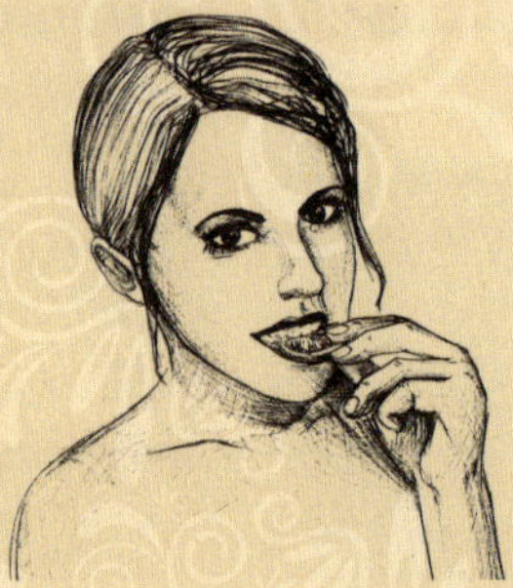

Saignements des gencives

Si vos gencives saignent après chaque lavage, vous devez souffrir d'une inflammation des gencives ou gingivite. Pour pallier cette petite gêne, frottez la partie blanche d'une écorce de citron directement sur la gencive. Répétez l'opération plusieurs fois. Après quinze jours de traitement, vous devriez constater une nette amélioration. Sinon, consultez votre dentiste : ne jamais laisser une gingivite chronique s'installer au risque de voir ses dents se déchausser !

Apaiser les douleurs musculaires et articulaires

Dans un flacon, mélangez 10 gouttes d'huile essentielle de citron et 10 gouttes de gaulthérie. Ajoutez 5 cl d'huile d'amande douce, puis secouez. Appliquez sur les zones sensibles autant de fois que nécessaire.

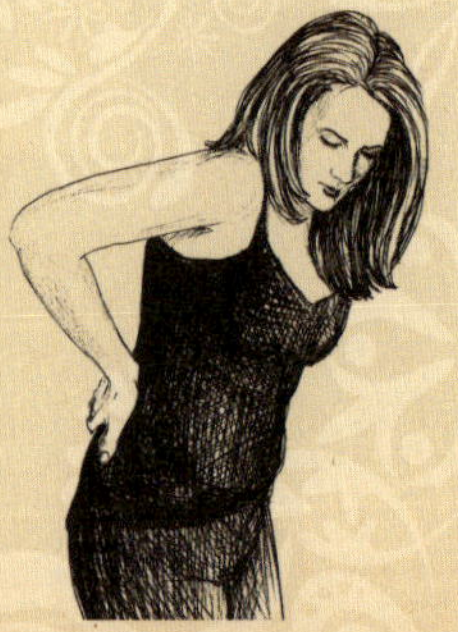

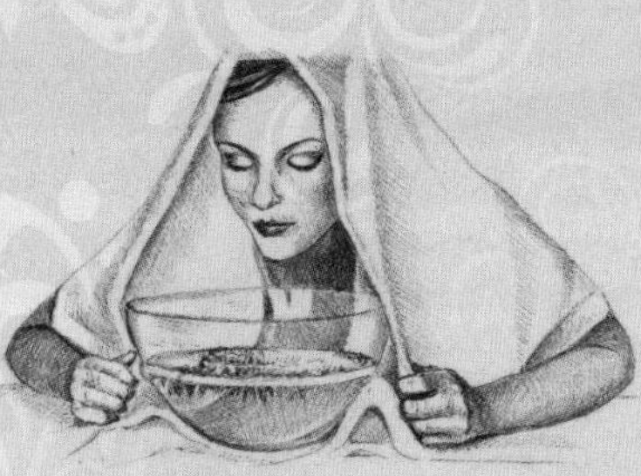

Dégager les bronches

Grand-mère faisait des inhalations à base de citron pour soulager ses bronches lorsqu'elles étaient encombrées. Elle versait le jus de 1 citron dans 50 cl d'eau bouillie, et y ajoutait 2 gouttes d'huile essentielle de pin, 2 autres d'huile essentielle d'arbre à thé et une pincée de sel marin. Elle inhalait ce breuvage pendant dix minutes, trois fois par jour.

Tuer un ver intestinal

Lorsque Grand-mère souffrait de ver intestinal, elle préparait une mixture magique pour l'éliminer. Elle écrasait 1 gousse d'ail qu'elle amalgamait avec du jus de citron. Elle avalait d'une traite ce breuvage. Le lendemain, elle renouvelait l'opération.

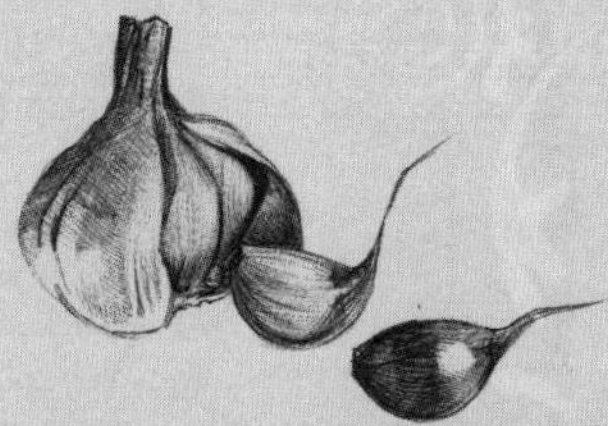

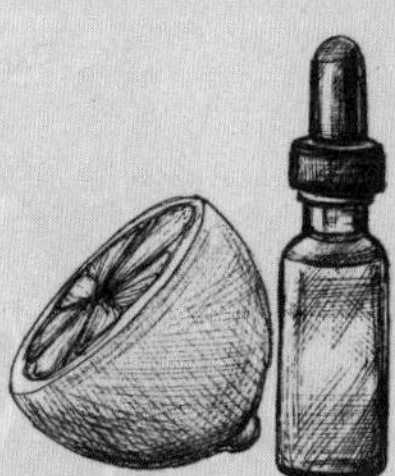

Cataplasme contre les rhumatismes

Grand-mère apaisait simplement ses rhumatismes avec son cataplasme maison. Elle frictionnait les parties douloureuses de son corps avec de l'huile essentielle de citron. Elle appliquait ensuite des compresses imbibées de jus de citron et laissait poser toute une nuit.

Saignement de nez

Vous avez pris un mauvais coup et vous saignez du nez ? Pas de panique, munissez-vous d'une compresse et courez dans votre cuisine. Coupez un citron en deux et pressez son jus sur le coton. Insérez-le dans votre narine et penchez la tête en arrière. Une fois que le sang ne coule plus, redressez-vous. Gardez la compresse imbibée dans votre narine encore une heure.

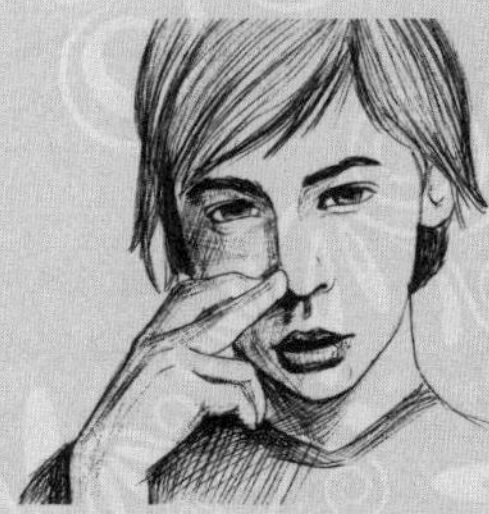

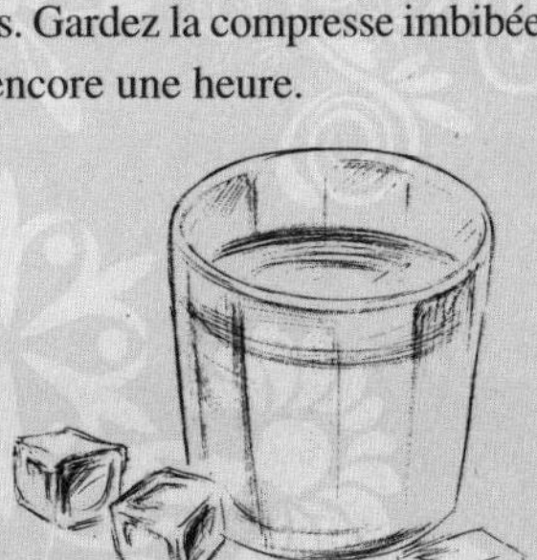

Crise de goutte

Grand-mère connaissait un remède efficace en cas de crise de goutte : une cure de jus de citron. Chaque fois qu'elle souffrait de ce mal, elle allait se procurer ce fruit magique. Faites de même : après chaque repas, buvez du jus de citron dilué dans un peu d'eau, chaude ou froide. L'acidité de l'agrume neutralisera l'acide urique responsable de votre douleur.

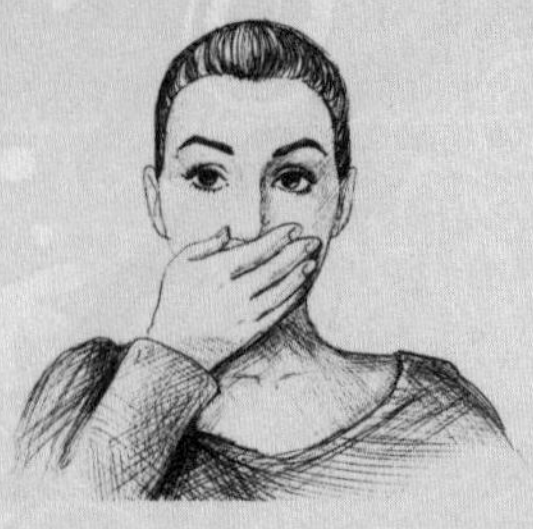

Mal des transports

Si vous avez mal au cœur lorsque vous prenez les transports en commun, ayez toujours sur vous la potion anti-nausée de Grand-mère. Versez dans une fiole 30 gouttes d'huile essentielle de citron avec 2 cuillères à café de sucre roux en poudre. Dès que vous vous sentez mal, avalez une goutte de ce mélange.

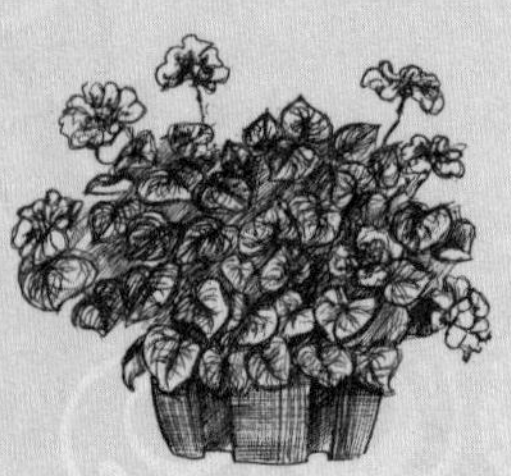

Mauvaise circulation sanguine

Vous avez les mains et les pieds qui changent de couleur sans raison particulière ? Vous devez certainement souffrir d'une mauvaise circulation sanguine. Pour combattre ce désagrément, mélangez 5 gouttes d'huile essentielle de citron, d'hélichryse et de lentisque pistachier, avec 10 gouttes d'huile d'amande douce. Diluez-en 5 gouttes dans une bassine d'eau. Trempez-y vos pieds et vos mains durant dix minutes.

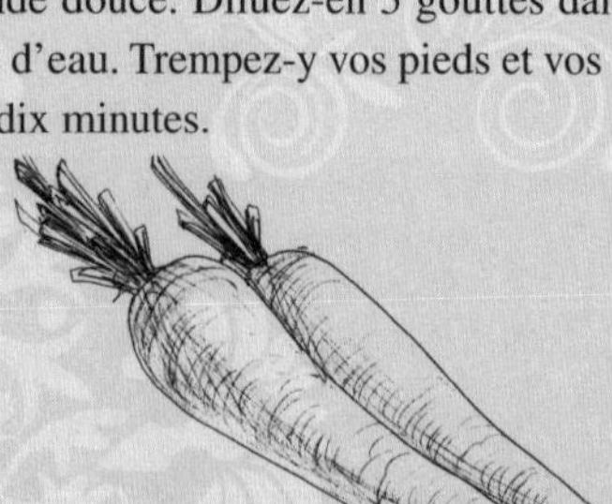

Extinction de voix

Vous avez trop crié, hier ? Aujourd'hui, vous vous réveillez avec la voix complètement cassée. Ne tardez pas à apaiser vos cordes vocales : à jeun, buvez un grand verre d'eau tiède additionnée de 1 cuillère à soupe de miel et du jus de 1 citron.

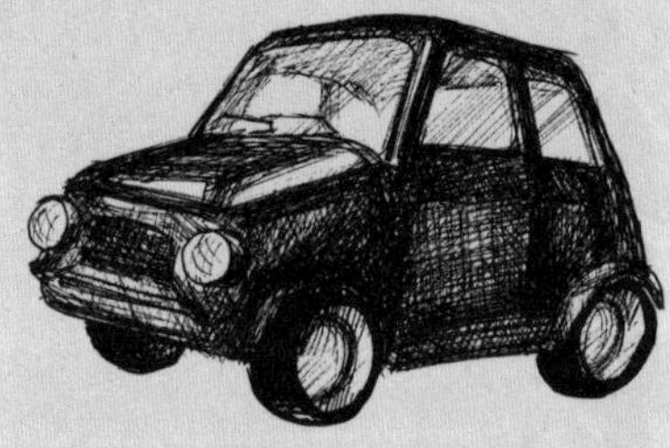

Chasser les varices

Grand-mère évitait les marques causées par les varices avec de l'huile essentielle de citron. Elle en mélangeait 50 cl avec 10 gouttes d'huile végétale de calophylle, 30 gouttes d'huile essentielle de cyprès et 20 gouttes d'huile essentielle de géranium rosat. Tous les soirs, appliquez ce mélange sur les zones touchées.

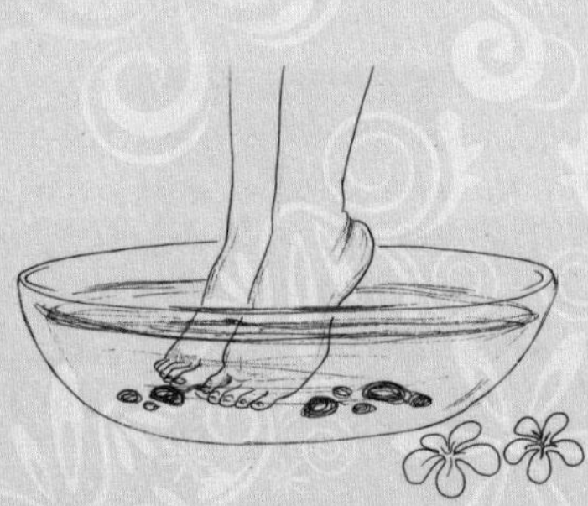

Apaiser les rhumatismes

Rien de mieux qu'un bon citron pour soulager les rhumatismes. Passez-en 2 à la centrifugeuse avec 2 carottes. Récupérez le jus et avalez. Si vous n'avez pas de centrifugeuse chez vous, pressez simplement les citrons dans du jus de carotte bio. C'est tout aussi radical.

Combattre la rétention d'eau

Vous souffrez de rétention d'eau ? Évitez naturellement ce désagrément grâce au citron. Buvez-en chaque matin, à jeun, avec un peu d'eau. Les propriétés diurétiques de cet agrume faciliteront la circulation du sang et régleront rapidement vos problèmes de rétention.

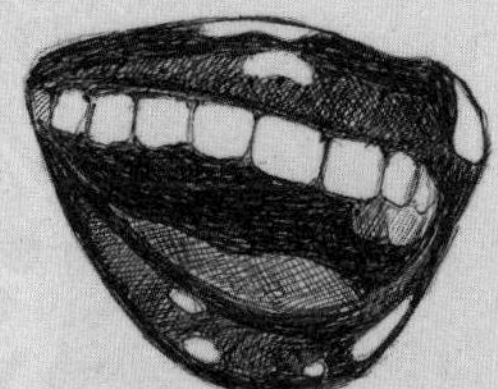

Combattre une grippe

Mamie enrayait rapidement les maux grippaux grâce à son grog au citron. Voici son remède : mélangez le jus de 1 citron et 1 cuillère à soupe de miel liquide. Ajoutez de l'eau bouillante et avalez ce breuvage. Filez au lit et laissez agir les propriétés antiseptiques du citron. Le lendemain, renouvelez l'opération.

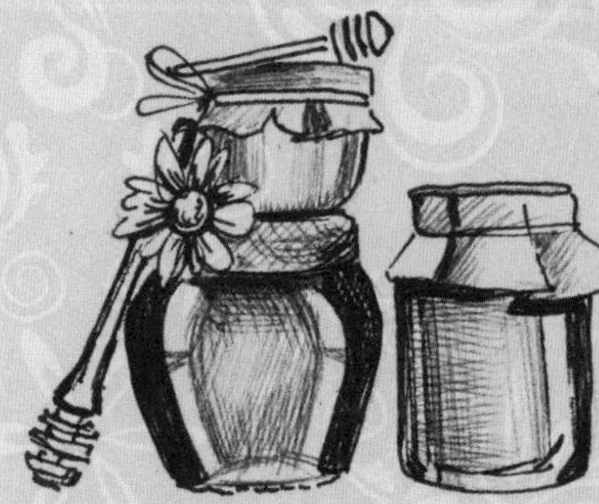

Renforcer le système immunitaire

Votre système immunitaire a des faiblesses ? Vous avez beau faire attention, vous attrapez le moindre virus qui passe. Retrouvez votre forme naturellement avec une cure de jus de citron. Pendant trois semaines, buvez-en tous les matins à jeun avec un peu d'eau chaude et 1 cuillère à café de sucre.

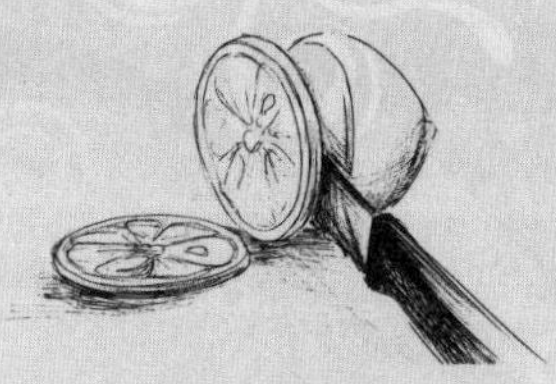

SOS mauvaise haleine

Votre bouche a tendance à exhaler une odeur désagréable, même après que vous vous êtes brossé les dents ? Grand-mère a la solution : elle vous suggère de mélanger 1 goutte d'huile essentielle de basilic avec 1 goutte d'huile essentielle de menthe poivrée et 4 gouttes d'huile essentielle de citron. Absorbez 2 gouttes de ce mélange avant chaque repas, sur un petit morceau de pain. Attention : sans avis médical, l'HE de basilic ne doit pas être utilisée pendant la grossesse ou l'allaitement, chez les nourrissons et les jeunes enfants, ni de façon

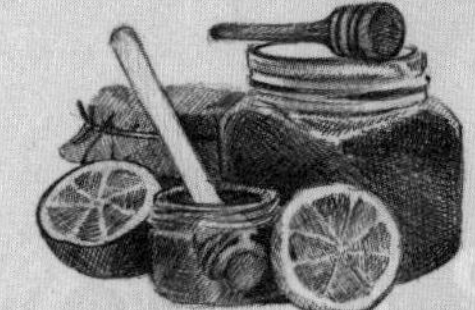

Halte aux crises de foie

En cas de crise de foie, faites confiance au romarin pour vous soulager. Faites bouillir 1 poignée de feuilles de romarin avec 1 goutte d'huile essentielle de citron et 1 cuillère à café de miel d'acacia. Filtrez et buvez cette préparation dès que vous vous sentez barbouillé. Si vous avez un repas copieux dans la journée, vous pouvez en avaler en prévention le matin, à jeun.

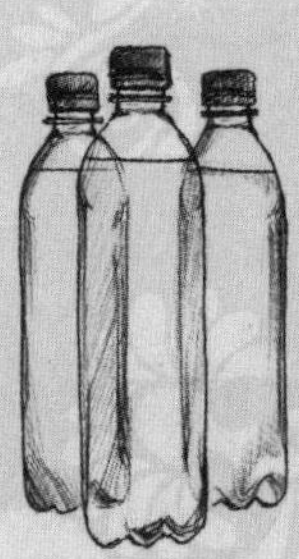

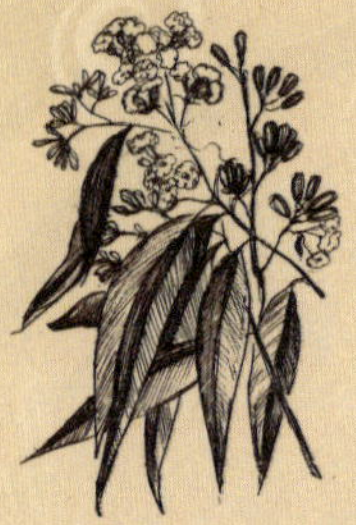

Stop aux épidémies hivernales

En hiver, c'est bien connu : tout le monde est malade. Pourquoi ? La plupart des microbes se propagent dans l'air. Afin d'éviter d'attraper tout ce qui passe, purifiez votre environnement. Pour cela, diffusez un mélange contenant la même quantité d'huile essentielle de citron, d'huile essentielle de ravintsara et d'huile essentielle d'eucalyptus.

Activer la circulation du sang

Il est possible d'aider son organisme à favoriser la circulation du sang. Comment ? Simplement en préparant une infusion à base d'huile essentielle de citron. Mélangez-en 2 gouttes avec 2 feuilles de vignes rouges et 1 cuillère à café de miel dans 1 litre d'eau. Portez à ébullition puis filtrez. Buvez cette potion tout au long de la journée.

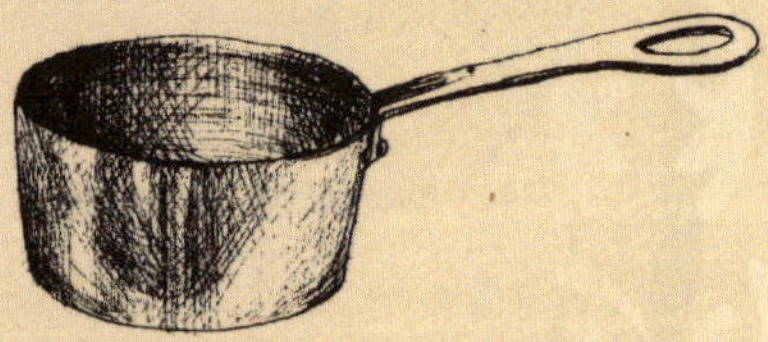

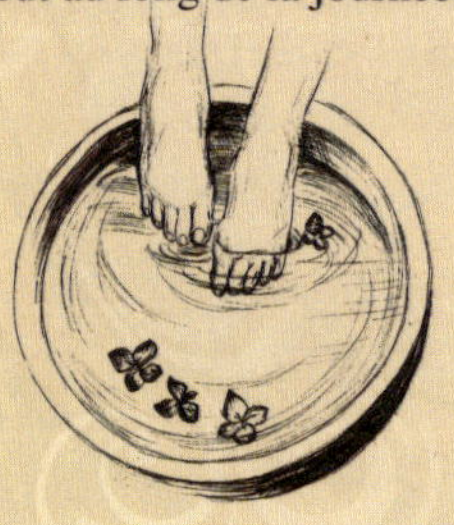

Un bain drainant

En cas de mauvaise circulation sanguine, Mamie se préparait un bain drainant. Dans 10 cl de base neutre de bain, elle diluait 10 gouttes d'huile essentielle de citron avec 5 gouttes de cyprès. Elle ajoutait 1 cuillère à soupe de ce mélange à l'eau de son bain. Dix minutes plus tard, non seulement elle se sentait plus tonique, mais elle était parfaitement détendue.

Éviter les bosses

Personne n'est à l'abri d'un mauvais coup. Il suffit d'un moment d'inattention pour se cogner le pied, le coude, la main… Rien de grave, certes, mais vous vous retrouvez avec une belle bosse. Ne lui laissez pas le temps de se former : mettez des compresses imbibées de jus de citron cinq minutes au réfrigérateur, puis apposez-les sur la partie du corps meurtrie. Attention : ne pas appliquer sur une plaie ouverte !

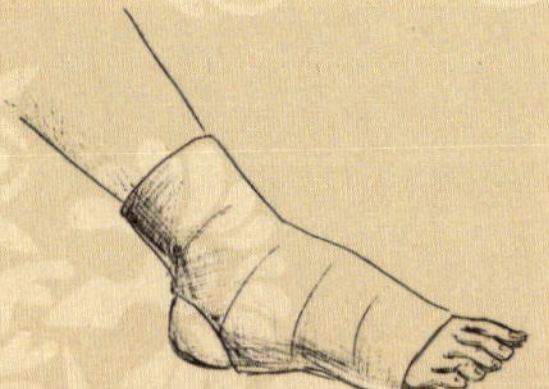

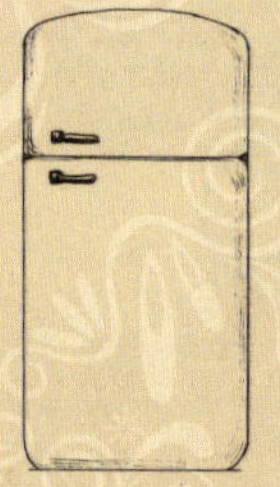

Éliminer les cors aux pieds

Mamie procédait toujours de la même manière lorsqu'elle voulait soigner les cors aux pieds. Elle mélangeait la même quantité de jus de citron et d'eau, et 5 comprimés d'aspirine effervescents. Elle appliquait ensuite ce mélange sur les zones à traiter, avant de filmer et de recouvrir le tout d'une serviette chaude. Quinze minutes plus tard, elle retirait l'ensemble et terminait en frottant avec une pierre ponce.

Vermifuge naturel

Si vous possédez des animaux, vous devez savoir qu'il faut les vermifuger au moins 2 fois par an. Il en est de même pour les humains. Grand-mère se purgeait naturellement avec du citron. Elle en jetait 3 dans une casserole. Elle les couvrait d'eau et fermait d'un couvercle. Une fois que l'eau avait frémi durant trois minutes, elle retirait du feu et laissait refroidir avant de filtrer. Elle avalait cette préparation tout au

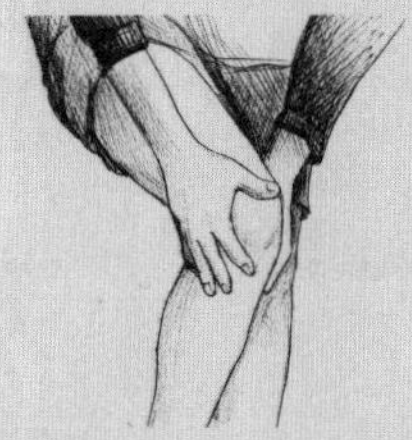

Ramollir un furoncle

Mamie ne souffrait guère longtemps à cause d'un furoncle. Son secret : le citron. Elle utilisait ses propriétés astringentes pour le ramollir et soulager sa douleur. Elle passait sur les zones touchées la pulpe de cet agrume jaune durant dix minutes. Elle renouvelait le procédé autant de fois que possible, jusqu'à la disparition complète du furoncle.

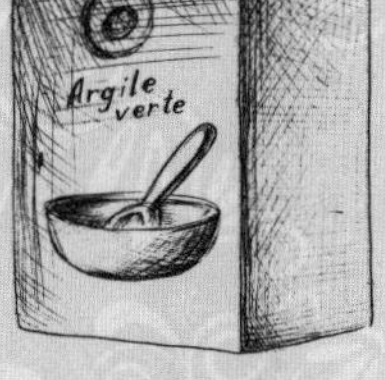

Soulager une cystite

Lorsque Grand-mère souffrait d'une cystite, elle commençait toujours par prendre rapidement rendez-vous chez son médecin. En attendant la consultation, elle buvait tout au long de la journée de l'eau citronnée. Le citron ne faisait pas disparaître le mal mais il aidait considérablement à le soigner. Elle poursuivait sa cure jusqu'à sa guérison en complément de ses médicaments.

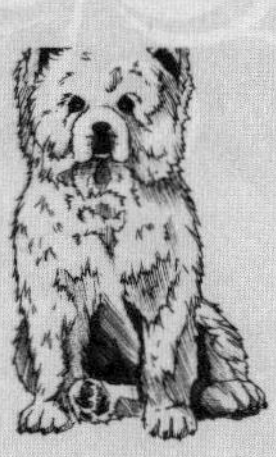

Halte aux bleus

Vous avez fait un faux pas et vous avez glissé sur du verglas ? Ouf ! Vous n'avez rien de cassé mais vous allez avoir un beau bleu sur le genou. Évitez donc son apparition en suivant simplement cette astuce de Grand-mère. Imprégnez une compresse de jus de citron glacé et posez-la sur la zone douloureuse. Tenez-la ainsi au moins quinze minutes.

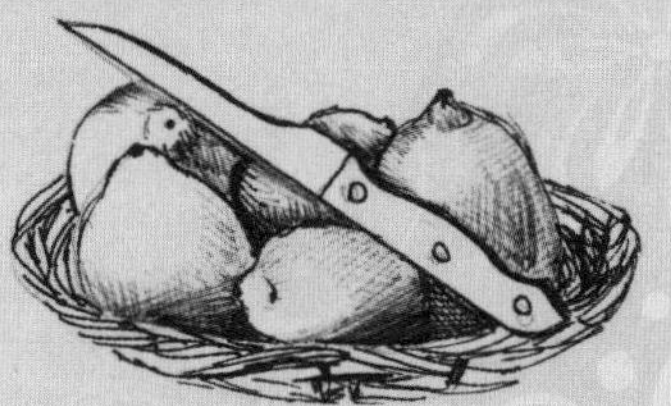

Favoriser la circulation sanguine

Rien n'est plus efficace que le citron pour améliorer la circulation sanguine. Mamie le savait bien et profitait de ses vertus drainantes. Elle buvait chaque matin, au réveil, un jus de citron mélangé avec 1 cuillère à café d'argile en poudre. En un mois, elle se sentait plus tonique. Faites le test : vous sentirez rapidement la différence.

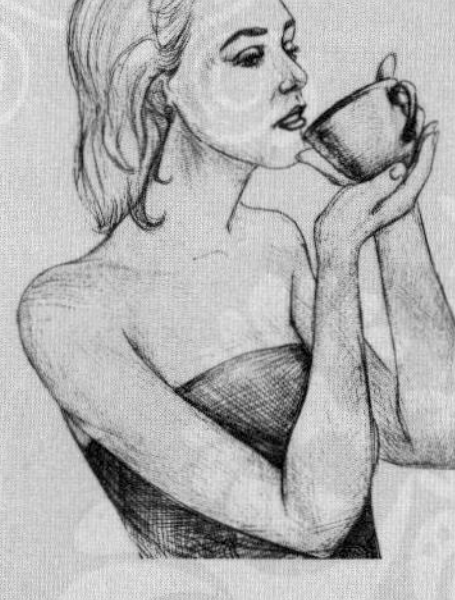

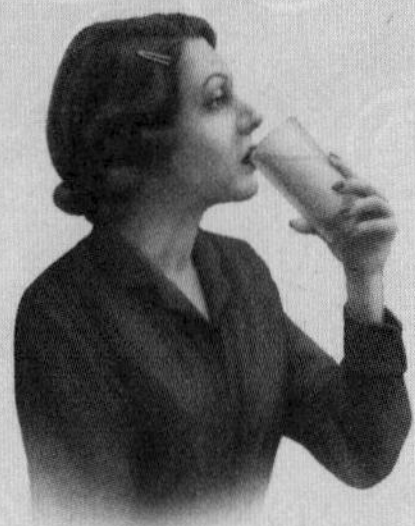

Retrouver du tonus

Après des repas un peu trop copieux, il est fréquent de se sentir lourd, ballonné et fatigué. Pour chasser ce coup de pompe naturellement, nos aïeux allaient cueillir un bon citron dans leur jardin et en récupéraient son jus. Ils le diluaient avec un peu d'eau avant de le boire d'une traite. Faites-en de même. En une gorgée vous retrouverez du tonus pour toute la journée.

Halte aux boutons de fièvre

Si un vilain bouton de fièvre a pointé le bout de son nez, réagissez au plus vite. Imbibez un coton de jus de citron et passez-le sur la zone touchée. Renouvelez le procédé autant de fois que nécessaire. Vous verrez, le remède de Grand-mère est miraculeux : en deux jours, votre bouche sera redevenue parfaitement normale.

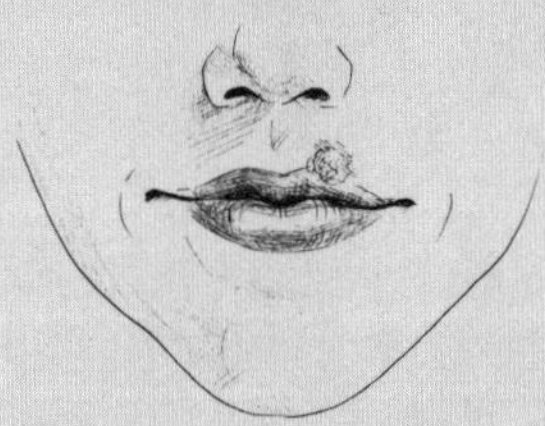

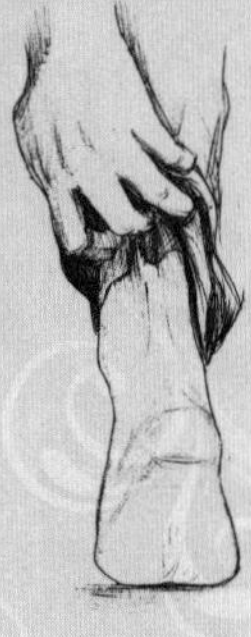

Prévenir les ampoules

Les ampoules sont dues à une inflammation de la peau. Rien d'inquiétant certes, mais elles s'avèrent souvent bien douloureuses. Évitez donc de souffrir en prévenant leurs apparitions avec du citron. Mélangez le jus d'un agrume avec 3 cuillères à soupe de camphre. Appliquez cette mixture sur vos talons tous les soirs, pendant un mois. Peu à peu, votre peau s'endurcira naturellement et sera plus résistante. Les ampoules ne pourront ainsi plus se former.

Enrayer la constipation

Lorsque votre transit fonctionne mal, vous pouvez souffrir de constipation. Mamie régulait son système digestif en buvant un breuvage maison. Dans un verre, elle pressait le jus de 1 citron auquel elle ajoutait 1 cuillère à soupe d'huile d'olive et 1 pincée de sel. Elle avalait d'une traite ce remède tous les matins, à jeun, jusqu'à amélioration de son état.

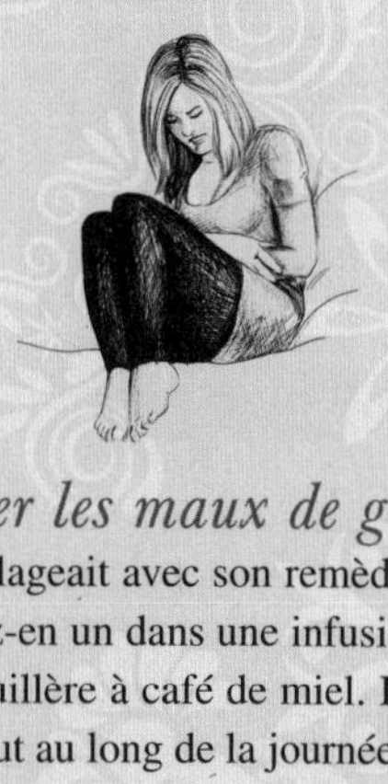

Calmer les maux de gorge

Mamie se soulageait avec son remède à base de citron. Pressez-en un dans une infusion de thym et ajoutez 1 cuillère à café de miel. Buvez cette préparation tout au long de la journée.

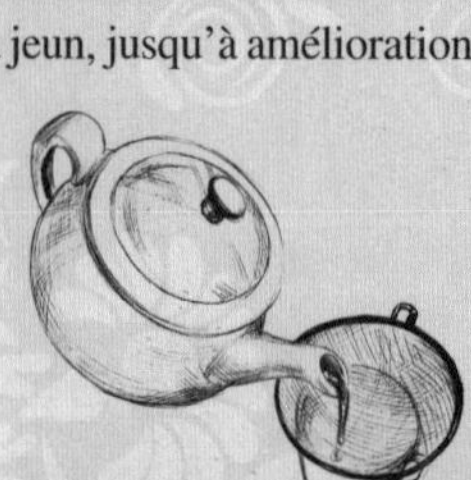

Mauvaise haleine

Vous avez mangé de l'ail ou du fromage et vous n'avez pas votre brosse à dents sur vous ? Au lieu de dégager une haleine nauséabonde toute la journée, suivez le conseil de Mamie : croquez dans un morceau de citron et buvez un peu de jus. Si vous supportez son acidité, vous constaterez une amélioration immédiate.

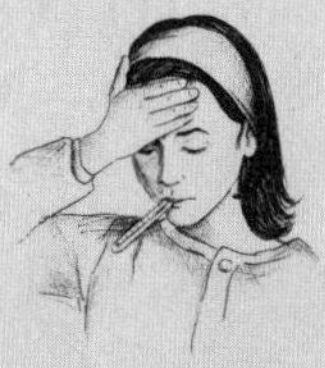

Fatigue intense

Vous vous sentez éreinté ? Rien ne semble vous rendre du tonus : pas même une cure de vitamines ou une bonne nuit de sommeil. Lorsque Mamie était dans la même situation, elle comptait sur le citron pour retrouver de la vitalité. Elle récupérait le zeste d'un agrume et le passait au four à 120 °C durant cinq minutes. Une fois que l'écorce est asséchée, elle la réduisait à l'aide d'un mortier afin d'obtenir une poudre. Deux fois par jour, elle ajoutait 1 cuillère à café de cette préparation à sa tisane.

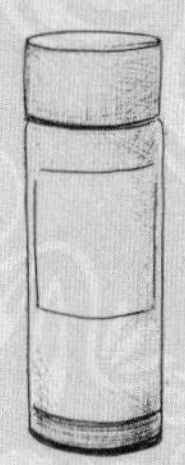

Faciliter la digestion

À chaque repas, vous avez du mal à digérer et vous souffrez fréquemment de ballonnements ? Évitez-les naturellement avec une infusion digestive. Récupérez l'écorce d'un citron et plongez-la dans une casserole contenant ½ litre d'eau. Couvrez et portez à ébullition. Après que le mélange a frémi pendant une minute, retirez du feu et laissez infuser dix minutes. Filtrez et buvez cette infusion après chaque repas.

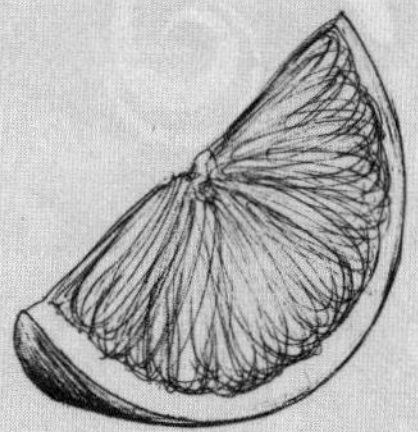

Faire baisser la fièvre

Ce remède d'antan ne dispense pas de prendre l'avis d'un médecin mais il peut vous aider à faire tomber la fièvre plus rapidement. Faites sécher l'écorce d'un citron et passez-la dans un moulin à café. Une poudre fine doit se former. Incorporez-en 1 cuillère à café dans de l'eau chaude avec 1 cuillère à soupe de miel. Avalez ce mélange toutes les 2 heures.

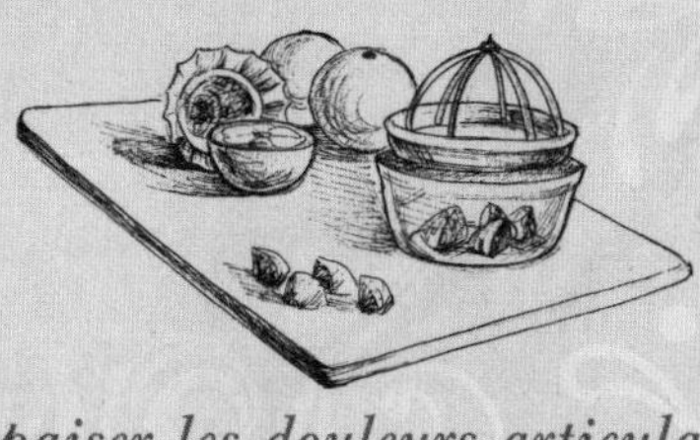

Apaiser les douleurs articulaires

En vieillissant, il est fréquent de souffrir des articulations. Grand-mère apaisait ses douleurs avec une lotion citronnée. Faites de même : mélangez le jus de 1 citron avec 5 gouttes d'huile essentielle de citron et 1 cuillère à soupe d'huile d'olive. Transvasez dans une fiole hermétique que vous conserverez trois jours au maximum dans votre réfrigérateur. Frictionnez votre corps avec cette mixture en insistant sur les zones douloureuses.

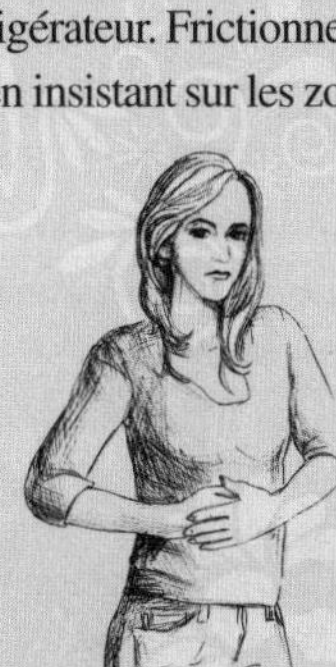

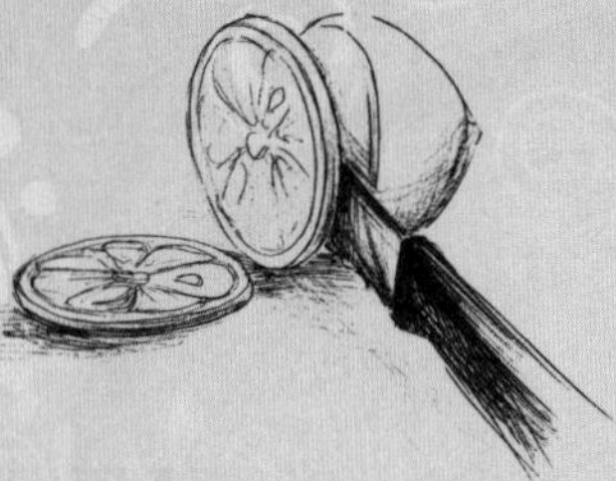

Maux de gorge

L'arrivée du froid annonce souvent le début des maux de gorge. Le matin au réveil, buvez 1 grand verre d'eau additionné de 1 cuillère à café de bicarbonate de soude et du jus de 1/2 citron. Le soulagement sera immédiat. Renouvelez si nécessaire et consultez votre médecin si cela ne passe pas.

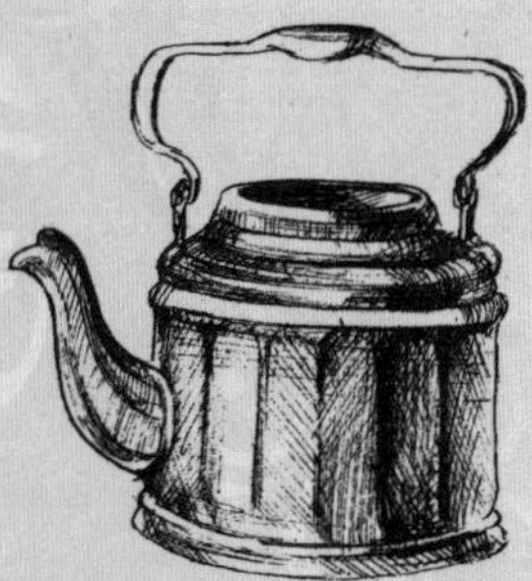

Extinction de voix

Vous souffrez d'une extinction de voix ? Pour vous aider à la retrouver, prenez ce sirop de grand-mère : battez un blanc d'œuf avec le jus d'un citron et 2 cuillères à soupe de sucre en poudre. Avalez une cuillère de cette potion sucrée toutes les heures, votre voix reviendra petit à petit.

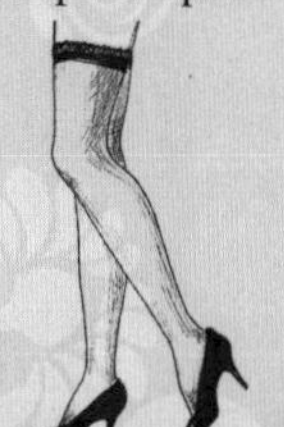

Un désinfectant naturel

Profitez des vertus antiseptiques du citron pour confectionner votre propre désinfectant. Récupérez le jus d'un agrume et enlevez soigneusement toute la pulpe. Ajoutez 6 gouttes d'huile essentielle de lavande puis filtrez. Transvasez cette lotion dans un flacon hermétique. Votre antiseptique est prêt : conservez-le deux jours au maximum dans votre réfrigérateur.

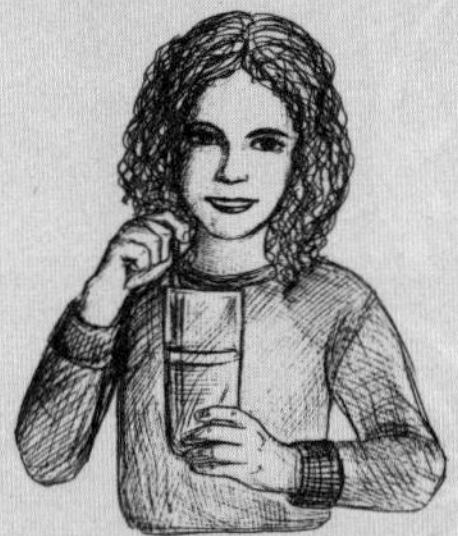

Soulager un mal de gorge

Grippe, angine, simple rhume… et vous voilà avec la gorge irritée. Pour soulager les maux de gorge, grand-mère se préparait une tisane à boire régulièrement dans la journée. 5 clous de girofle et le zeste d'un citron dans une tasse d'eau bouillante, à faire infuser 5 minutes. Elle ajoutait 1 cuillère à soupe de miel et le jus d'un citron. Et la tisane était prête.

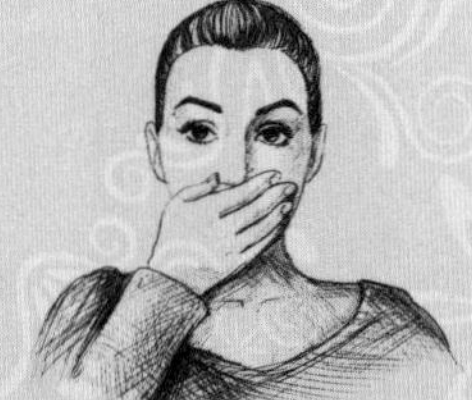

Contre les jambes lourdes

Il arrive que vos jambes soient lourdes et enflées : ceci est dû à une mauvaise circulation sanguine. Massez-les avec cette préparation : 15 cl d'huile d'olive mélangés à 3 gouttes d'huile essentielle de cyprès et 2 gouttes d'huile essentielle de citron. Vos jambes seront soulagées et désenflées.

Soulager les nausées

Durant le premier trimestre de la grossesse, il arrive fréquemment que la femme enceinte soit victime de nausées. Préparez ce breuvage : de l'eau tiède dans laquelle vous verserez le jus d'un demi-citron, une pincée de gingembre et 1 cuillère à soupe de miel. Buvez-le en prévention le matin, et tout au long de la journée pour vous soulager.

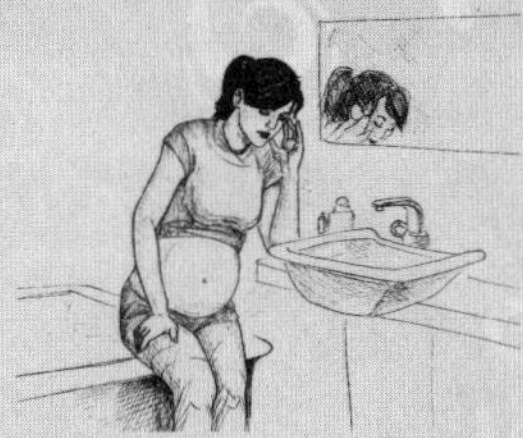

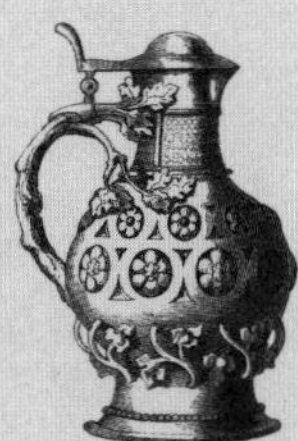

Soigner une crise de foie

Vous n'êtes jamais à l'abri d'une crise de foie : une soirée trop arrosée ou encore un repas bien trop copieux peuvent en être la cause. Pour vous soulager, préparez cette infusion : dans 1 litre d'eau bouillante, plongez un citron coupé en rondelles et ajoutez-y 1 cuillère à soupe de miel. Au bout de quelques minutes, l'infusion est prête : buvez sans modération.

Faire passer le hoquet

Le hoquet, même s'il est banal et inoffensif, peut vite devenir pénible si on n'arrive pas à l'arrêter ! Il existe divers trucs et astuces pour le faire passer, qui fonctionnent plus ou moins bien. Mamie, elle, suçait tout simplement un sucre imbibé de jus de citron. Et le hoquet partait quasi instantanément !

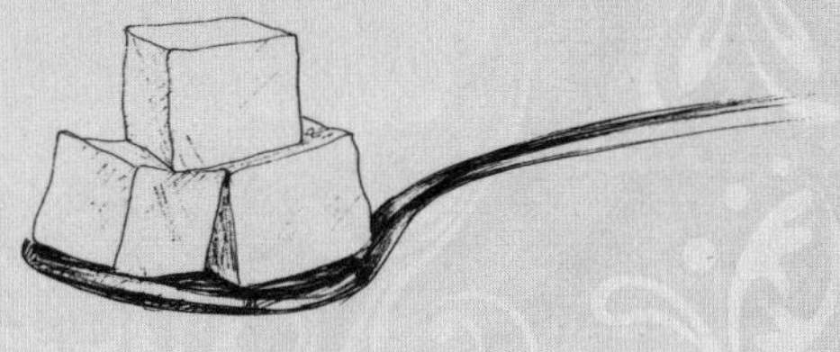

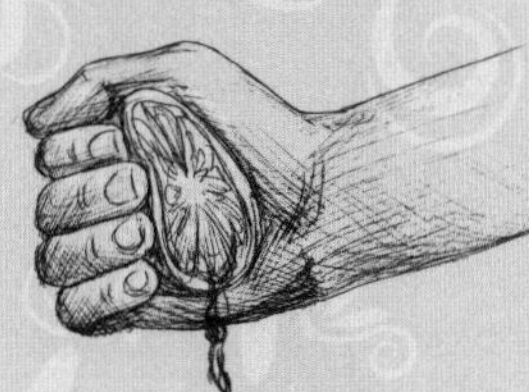

Contre les aphtes

Les aphtes, petites plaies dans la bouche, sont assez désagréables et gênants lors de l'ingestion de nourriture. Voici un remède pour les plus courageux, car il est également bien douloureux : des bains de bouche de jus de citron. Ça pique, certes, mais c'est efficace !

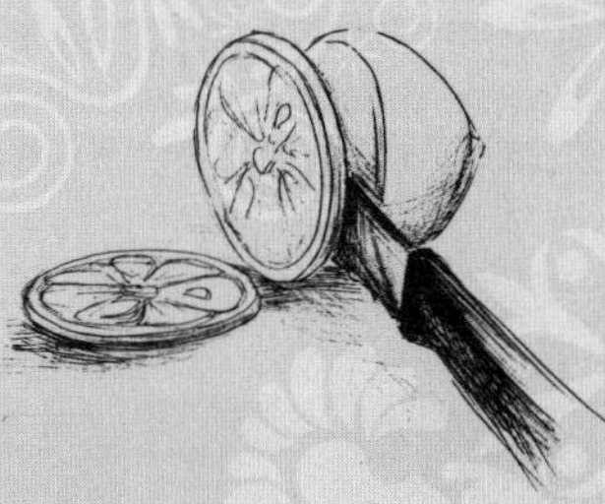

Soigner la gueule de bois

Préparez-vous cet antidote d'antan : le jus de 1/2 citron, 1 cuillère à café de bicarbonate de soude, 1 cuillère à café de sucre et le tout dans un grand verre d'eau bien fraîche. Mais le meilleur remède est encore de ne pas boire ou de ne boire que très modérément.

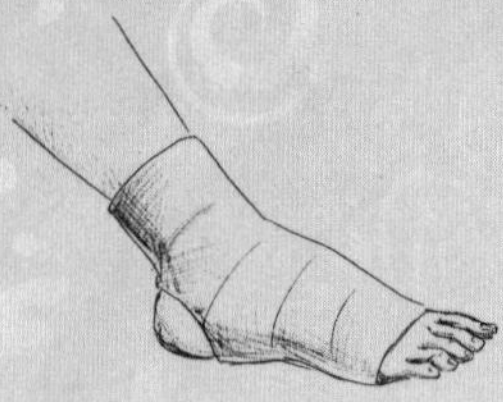

Stop à l'aérophagie

En cas de crise d'aérophagie, faites-vous une infusion de feuilles séchées de menthe poivrée. Buvez-en une tasse après chaque repas. Renouvelez l'opération jusqu'à disparition totale des flatulences.

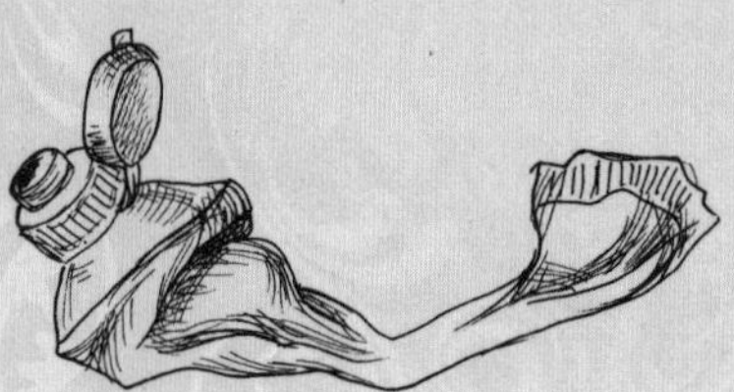

Lendemain de fête difficile

Retrouvez du tonus avec le cocktail antigueule de bois de Mamie. Mélangez 1 grand verre de jus de tomate, 3 cuillères à soupe de vinaigre de cidre, 1 jus de citron, 4 tranches d'oignon, 3 cuillères à soupe de sucre, 4 branches de céleri, 2 cuillères à café de Tabasco, une pincée de sel et de poivre dans un récipient. Mixez le tout, filtrez et buvez. Le meilleur remède est encore de ne pas boire ou seulement avec modération.

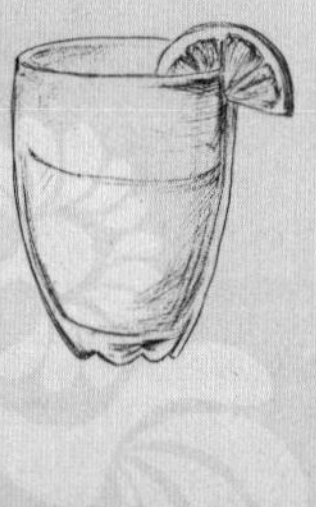

Faire disparaître les cors aux pieds

Écrasez un cachet d'aspirine non effervescente dans quelques gouttes de citron, ou d'huile végétale. Appliquez cette pommade sur le cor et maintenez-la en place avec une compresse et du sparadrap. Gardez en place plusieurs heures. Si vous en avez la possibilité, dormez avec ce pansement. Vous pouvez renouveler l'opération plusieurs soirs de suite.

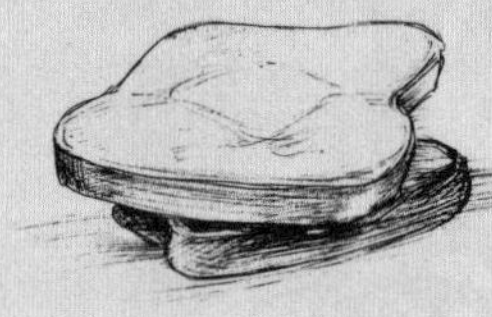

Mauvaise haleine du réveil

Vous avez beau vous brosser les dents tous les soirs, vous vous réveillez chaque matin avec une mauvaise haleine. Le matin, après votre brossage, déposez 2 gouttes d'huile essentielle de menthe poivrée sur un demi morceau de sucre que vous allez ensuite sucer.

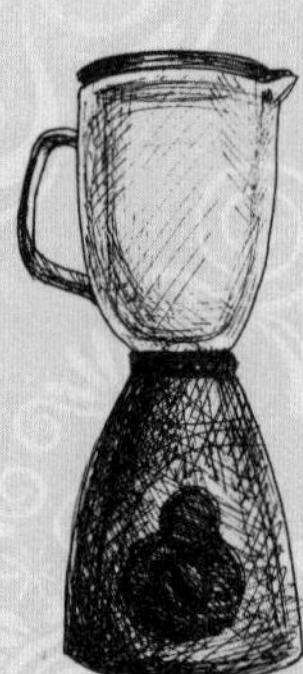

Boisson rafraîchissante

Pour augmenter l'effet désaltérant de l'eau, ajoutez-y quelques rondelles de citron et de concombre. Laissez reposer une bonne heure au réfrigérateur avant de boire.

Éviter le mal de mer

Faire du bateau, c'est plaisant, à condition de supporter les mouvements des vagues. Si vous ne savez pas comment vous allez réagir, prévoyez un remède contre le mal de mer. Dans un flacon, mélangez 5 gouttes d'huile essentielle de citron et 5 autres de menthe poivrée. Une fois à bord, si vous vous sentez nauséeux, absorbez 1 goutte de cette potion sur un petit sucre. Recommencez toutes les heures, si nécessaire.

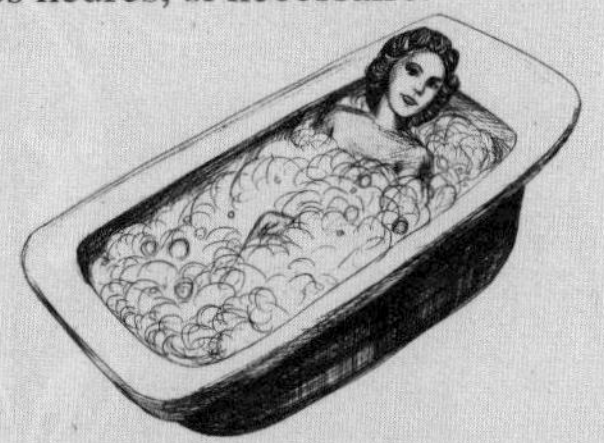

Éviter les courbatures

Vous avez forcé lors de votre sortie sportive ? Ne regrettez pas vos efforts à cause de courbatures. Pendant la prochaine séance et après, buvez plutôt 1 litre d'eau riche en magnesium.

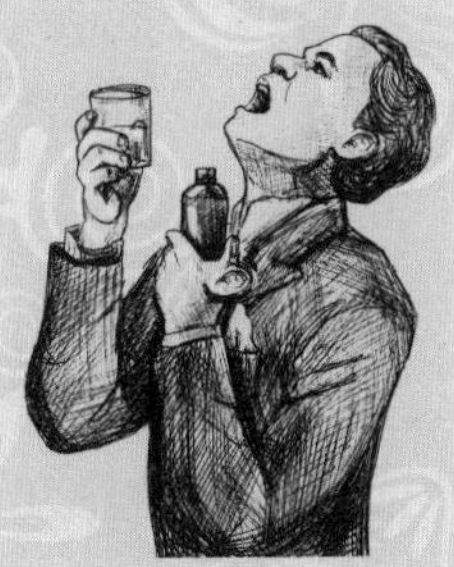

Stopper le hoquet

Le hoquet est un réflexe produit par la contraction respiratoire spasmodique du diaphragme. Gênant, il peut être difficile à faire partir. Enfin, pas pour Grand-mère, qui le stoppait immédiatement en déposant 1 goutte de jus de citron sur sa langue. Un petit geste qui produit un effet surprenant !

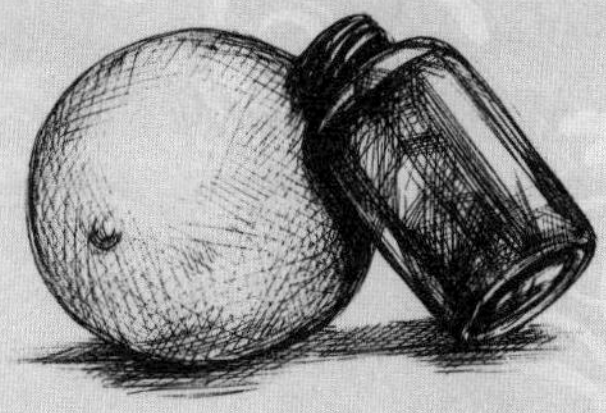

Bain revitalisant

Mélangez 10 gouttes d'huile essentielle de citron et 8 gouttes de thym à thujanol avec du lait ou une huile neutre. Ajoutez 1 cuillère à soupe de cette préparation à l'eau de votre bain et plongez-y durant quinze minutes.

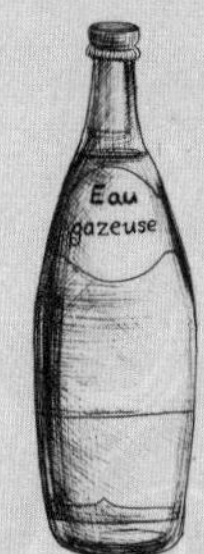

Gorge irritée

Soulagez efficacement votre gorge irritée avec la recette magique de Mamie. Mélangez le jus de 1 citron avec de l'eau chaude. Ajoutez 2 cuillères à soupe de miel et faites des gargarismes avec cette mixture. Veillez bien à faire baigner le mélange jusqu'au fond de la gorge. Renouvelez le soin 3 fois par jour.

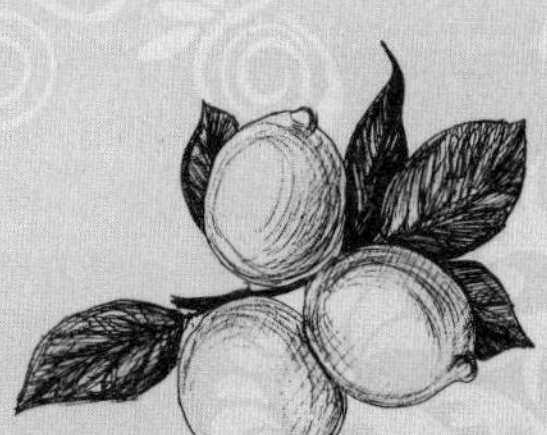

EDITIONS ESI
60, rue Vitruve, 75020 Paris

Auteur : Élodie Baunard
Imprimé en République Tchèque par FINIDR
Copyrights couverture : © Lenivitz Production/Irina Sarnavska

ISBN : 978-2-8226-0197-9 - N° Sofédis : S510029